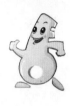

上海科普图书创作出版专项资助

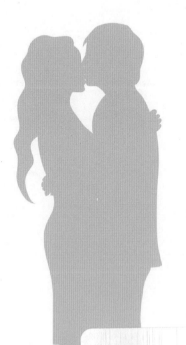

AN QUAN BI YUN

安全避孕

——就这么简单

编著　程利南　徐晋勋

U0199726

上海科学技术出版社

图书在版编目(CIP)数据

安全避孕：就这么简单 / 程利南，徐晋勋编著. —
上海：上海科学技术出版社，(2018.10重印)
ISBN 978-7-5478-0858-0

Ⅰ.①安… Ⅱ.①程… ②徐… Ⅲ.①避孕–方法
Ⅳ.①R169.41

中国版本图书馆CIP数据核字(2011)第115462号

上海世纪出版股份有限公司
上海 科 学 技 术 出 版 社　出版、发行

(上海钦州南路71号　邮政编码200235)
新华书店上海发行所经销
浙江新华印刷技术有限公司印刷
开本787×1092　1/16　印张11.5
字数：139千字
2011年8月第1版　2018年9月第5次印刷
ISBN 978-7-5478-0858-0/R·281
定价：35.00元

内容提要

安全避孕,就这么简单!

避孕意识,应该成为现代人生活中的一种安全意识;避孕知识的安全使用,应成为现代人生活的一种必备技能。希望广大育龄人群把安全避孕上升到健康生活方式的高度,认真对待。那么怎样才能安全避孕呢?翻翻这本书就能知道答案。

书中在介绍避孕原理的基础上,重点介绍了屏障避孕法、受孕知晓法(自然避孕法)、药具避孕和紧急避孕等4种安全避孕方法,并推荐了安全避孕方法的4个选择原则,还对绝育和流产、引产等终止妊娠方法,以及试管婴儿等前沿知识作了介绍。文字通俗易懂,并配有大量彩图加以说明。尤为出彩的是,书中对广大育龄读者较为关心的一些热点问题,以"专家点评"、"博文互动"等形式作了系统阐述,可读性和实用性更强。

一书在手,值得拥有!

作者简介

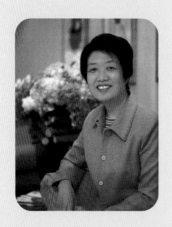

程利南，1948年生，复旦大学妇产科教授、博士生导师，享受国务院特殊津贴专家。现任世界卫生组织(WHO)人类生殖研究合作中心、上海市计划生育科学研究所临床研究与培训中心主任，中华医学会计划生育学分会主任委员，妇幼保健学会常委，中国优生优育协会理事，上海市计划生育协会副会长，上海市优生优育协会副会长；是《中华医学杂志》、《中华妇产科杂志》、《中国计划生育学杂志》等10余种学术期刊的编委。

从事妇产科、计划生育临床工作30余年，在生殖医学、妇女保健等方面有较深的研究。曾获国家计划生育委员会"六五"科技攻关项目表彰，国家科技进步二等奖，国家人口和计划生育科技成果一等奖，国家人口和计划生育科技贡献奖，吴阶平-杨森医学研究计划生育专业一等奖，上海市科技进步三等奖(2次)，上海市临床科技成果一等奖等。

在国内外刊物上发表论文190余篇，曾参加20余部妇产科、计划生育专著和科普书籍的编写工作。作为妇产科研究生导师，共培养博士后1人，博士10人，硕士10人。前后与国外著名医学院联合培养博士生3人。

个人博客 http://chenglinan.blog.sohu.com

徐晋勋,上海市人口计生委人口发展研究院研究员。

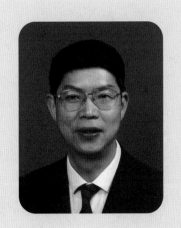

1949 年出生,1982 年硕士研究生毕业,1991 年和 1995 年分别两次获 Mellon 基金会资助到美国 Family Health International 进修,1998 年晋升为主任医师。曾长期担任上海市人口和计划生育委员会科技处处长。主要社会兼职:国家人口和计划生育委员会中级技术职务资格考试委员会委员,中国优生科学协会理事,上海市性教育学会副秘书长,《生殖与避孕》、《国际生殖健康/计划生育杂志》、《中华中西医杂志》和《中华现代妇产科杂志》等学术期刊编委。曾荣获"六五"科技攻关纪念证、国家人口和计划生育委员会科技先进个人,上海市科技进步三等奖等。在国内外发表论文 60 余篇,出版书籍 20 余部。

前言

　　避孕节育，早已成为现代人的"必修课"。二人世界的甜蜜生活，多数情况下，如果不避孕，其直接后果就是怀孕、生育。避孕，可以避免非意愿妊娠，好像并不困难，因有那么多的方法唾手可得。不过，仔细想想，这些方法哪一种更安全？哪一种更适合自己？如何使用？问题有些复杂。

　　的确，现在能供人们选择使用的避孕方法不下几十种，每一种都是经过长期临床观察、证明是安全、有效的。但是，至今还没有一种方法能百分之百有效，也没有一种方法能百分之百地适合所有的人去使用。因此，如何才能安全避孕，就成为现代人都会面临而又无法回避的问题。

　　所谓"安全避孕"，就是要学习一些必要的生殖生理知识，掌握一些避孕方法的使用技巧，了解一些避孕节育的注意事项，在此基础上选择一种比较适合自己的避孕方法，坚持并正确地使用。这样，不仅可以避免令人头痛的意外怀孕，也可把因采用某种避孕方法而可能产生的某些副作用降至最低，更有可能获取一些因避孕而带来的额外益处。

　　这本小册子，是我们在30余年计划生育临床实践、科研和教学经验的基础上编写的。书中重点介绍了屏障避孕法、受孕知晓法(自然避孕法)、口服避孕药系统和紧急避孕等四类，夫妇双方能自我掌握、使用的技术。对这四类技术中的每一种方法的发展简史、使用技巧，均有详尽的、通俗易懂的文字描述，并以彩图形式展示，赏心悦目；此外，对育龄夫妇关心的一些热点问题，还以"博文互动"、"专家点评"等形式作了较为系统的阐述。至于避孕节育技术中的宫内节育器、女性和男性绝育术以及补救措施终止妊娠，因具体实施主要是在医院进行，相关的内容则偏重于使用这些方法的注意事项和自我保健等内容。最后则饶有趣味地介绍了"人工授精"和"试管婴儿"的历史、现状和发展趋势。

阅读了这本小册子，您也许会感悟：避孕节育的原理并不复杂，避孕节育的技巧就这么简单，避孕方法的选择也不困难。确实，安全避孕只需记住两个字——认真！如果您认真阅读了本书，并认真实践，不敢保证您可成为避孕节育的指导教师，至少您可自己运用得游刃有余；或者在接受咨询、指导后经常翻阅，积累经验。

因此，即使是避孕节育的指导者和咨询人员，甚至是基层的妇产科医师、计划生育专业技术工作者，如果能认真阅读本书，也一定会有所收获。希望本书能成为一本大众收藏的家庭保健用书和一本基层生育调节工作者的参考书。

程利南 徐晋勋
2011年暮春于上海

目录 MU LU

并不复杂的避孕原理

提起"避孕节育",人们通常会想到20世纪70年代我国大规模地开展计划生育运动；再往前推,一些志士仁人,为了新中国的诞生,义无反顾地在上海、广州做了结扎手术,全身心地投身于革命。其实,避孕节育不是摩登时代的产物,避孕的历史几乎与人类的文明史同样悠久。有记录的人类避孕,至少可以追溯到3500年前……

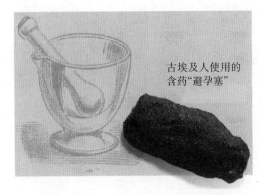

古埃及人使用的含药"避孕塞"

图1　古埃及人使用的"含药避孕塞"

公元前1550年,古埃及的《医学实践概略》纸莎草稿本记载了"含药阴道塞"这样一种避孕器具(图1)。这种阴道塞是用阿拉伯树胶、海枣粉、蜂蜜等调和制成,放置于女性阴道和外阴。尽管其原始、粗糙,却符合现代科学原理:阿拉伯树胶可以发酵成乳酸,乳酸则是现代外用杀精剂中的一种成分。

然而,古人的避孕概念有时又令人瞠目结舌,似乎毫无科学道理而又那么不近情理:似与迷信、巫术相关。例如古代欧洲女性相信,将包含着骡子耳屎的小袋子作为护身符,在性生活时系在身上,或在自己脖颈挂上一枚黑猫的骨头,就可以产生避免怀孕的效果。

在现代生殖医学奠基前,朴素科学的避孕方法和迷信巫术的节育措施交替出现、相互并存的现象,也许并不那么难被我们理解。重要的是,作为一个现代人,在采取避孕措施之前,是否要有点安全避孕的知识呢? 答案是肯定的。那么,就让我们从女性和男性的生殖器官说起。

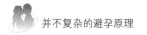

生殖器官的结构和功能

自古以来,生殖器官一直被认为是人体最为隐秘处,因此也常常被蒙上一层神秘的面纱。其实,生殖器官并不神秘,只不过生殖器官的结构和功能却十分神奇。

女性内、外生殖器官

女性生殖器官分为外生殖器和内生殖器两个部分。女性外生殖器由阴阜、大阴唇、小阴唇、阴蒂、前庭、尿道口和处女膜等组成(图2),内生殖器为阴道、子宫、输卵管和卵巢等(图3)。

(1)阴阜:耻骨联合前隆起的脂肪垫。

(2)大阴唇:靠近两股内侧的一对隆起的皮肤皱襞。大阴唇下有很厚的皮下脂肪层,并含丰富的血管、淋巴管和神经。

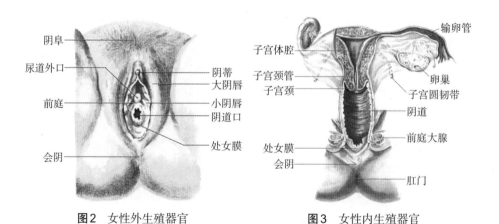

图2　女性外生殖器官　　图3　女性内生殖器官

(3)小阴唇:位于大阴唇内侧的一对薄皱襞。表面湿润、褐色,含有丰富的神经末梢,感觉敏锐。

(4)阴蒂:位于两小阴唇之间的顶端,含有丰富的神经末梢,感觉极为敏锐,有勃起功能。

(5)前庭:位于两小阴唇之间的菱形区,前方有尿道口、后方有阴道口。

(6)前庭大腺:位于大阴唇后部,左右各一,如黄豆大,开口于前庭后方小阴唇与处女膜之间的沟内。性兴奋时分泌黄白色黏液,起润滑作用。

(7)处女膜:是覆盖在阴道口的一层薄黏膜,中间有孔,孔的形状、大小和处女膜的厚薄因人而异。

(8)阴道:是一管状器官。上连子宫、下开口于前庭,上宽下窄,全长10厘米左右,有很大的伸展性。阴道是女子的性交器官,月经排出的通道。正常分娩时,胎儿也经阴道降生于人世。

(9)子宫:是一中空的肌性器官,形如倒置的梨子,约鸡蛋大小。子宫的下部叫子宫颈,与阴道相连。子宫颈上有子宫颈口,子宫以子宫颈口与阴道相通。子宫是产生月经的地方,性生活时精子上行的通道,受孕后胎儿发育成长的场所,分娩时子宫收缩,把胎儿迫降人间。

(10)输卵管:是一对细长的管子,左右各一。一端开口于子宫腔,另一端开口于腹腔近卵巢处。输卵管能摄取卵巢排出的卵子,是精卵结合的地方。精卵结合后,输卵管还要把受精卵送入子宫腔。

(11)卵巢:是一对扁椭圆体,如杏核大,质稍硬,位于子宫两旁,输卵管的下方,左右各一。卵巢是女子的性腺,能周期性地产生卵子和排卵,并能产生女性激素。卵子是女性的生殖细胞,女性激素能维持女子的生理特征和性功能。

男性内、外生殖器官

男性的生殖器官也分为外生殖器和内生殖器两个部分。外生殖器是由阴茎、尿道和阴囊构成(图4);内生殖器是睾丸、附睾、输精管(包括射精管)、精囊腺、前列腺和尿道球腺等(图5)。

(1)阴茎:是一个圆柱状海绵体,中间有尿道通过。阴茎有丰富的血管和神经分布。阴茎的前部为阴茎头(也称龟头),感觉敏锐。阴茎是男子的性交器官,性欲冲动时充血肿大、勃起,性高潮后很快疲软。

(2)尿道:是一条细长的管道,上连膀胱、下开口于龟头。输精管、精囊腺和前列腺也都与尿道相通。尿道是排尿的通道。性生活时精液亦由尿道射出。

(3)阴囊:是一个皮囊,中间有缝,包裹着睾丸、附睾和输精管的下半段。

(4)睾丸:为卵圆形,左右各一,质软,位于阴囊内。睾丸是男子的性腺,主要的作用是产生精子和分泌雄激素。精子是男子的生殖细胞;雄激素能维持男子的生理特性和性功能,并能促进精子生长。

(5)附睾:形状扁平,左右各一,附在睾丸的上方,与睾丸相连。附睾主要是贮存睾丸产生的精子,并进一步促进精子成熟。输精管是一对细长的、由平滑肌组成的管道,起自附睾尾端,穿过前列腺,止于前列腺部尿道的精阜。输精管的末端狭窄,叫射精管。

(6)精囊腺、前列腺和尿道球腺:均为男性生殖器官的附属腺体,能分泌液体,是精液的组成部分,有增强精子活力的作用。

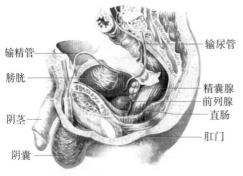

图4 男性内、外生殖器官

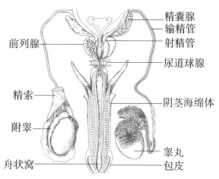

图5 男性内生殖器官示意图

妊娠条件一个都不能少

说来奇怪,一个新个体是起源于一个细胞。无论是科学家、政治家、金牌运动员、功勋演员,还是普通人群的一员,都是这样。这个细胞在医学上被称为"合子"(受精卵)。"合子",顾名思义,就是由两个细胞结合而成,那就是精子细胞和卵子细胞。从合子到新生儿,必须经过在子宫中的发育阶段,即植入到子宫内膜中,孕育成胎儿。因此,成功的妊娠必须具备的条件,一个都不能少。如此看来,似乎很不容易,以致一位美国的科学家感叹地说:如非自然造化,一个孩子的诞生,比人类登上月球还要困难。

卵巢产生和排出成熟、健康的卵子

成年女性卵巢每个月经周期有几十个、乃至上百个滤泡发育,但只有一个滤泡能发育成熟和排卵,其余滤泡在发育的不同阶段先后闭锁。

理论上讲,成年女性每个月经周期都能排出一个卵子(图6),但事实并非如此。女性生育旺盛阶段,每年约有10次排卵(图7)。因此,有一些月经周期是无排卵周期。

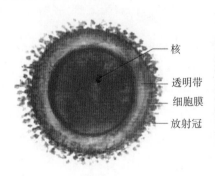

核

透明带

细胞膜

放射冠

图6 女性生殖细胞——卵子示意图

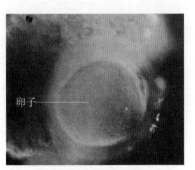

卵子

图7 卵子成熟后排出

睾丸产生足量健康的精子

现代医学研究表明,受精的一刹那是由许许多多精子(图8)包围一个卵子,在许多精子的共同作用下,由一个精子进入卵子而完成受精。正常成年男性睾丸一天可产生7 000万~1亿个精子(图9)。男子禁欲3~7天后,射精量一次可达2毫升以上,每毫升含精子2 000万个以上,且50%以上为运动活泼精子,正常形态的精子在15%以上。通常认为,每毫升精液少于2 000万个精子会造成生育困难。然而,近30年来我国男性精液中的精子数量在不断减少,生殖生理学家对此非常担忧。

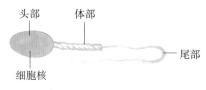

图8 男性生殖细胞——精子示意图

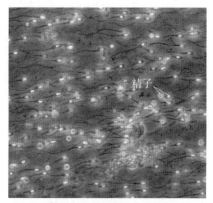

图9 男性精液中的精子

功能良好的畅通腔道

精卵结合需要有通畅而又功能良好的腔道作为"桥梁":男性的生殖腔道是附睾、输精管、射精管和尿道,女性的生殖腔道是输卵管、子宫腔、子宫颈管和阴道。

睾丸产生的精子要在附睾内贮存并进一步成熟,精子必须通过输精管、射精管和尿道射出。

精子排出男性身体,在外环境下,数小时便失去受精能力。然而,精子如果进入女性生殖道,并在排卵前后的"易受孕期",有良好的子宫颈黏液"庇护",则可存活3~5天。

精子在易受孕期进入女性生殖道,穿过子宫颈管进入子宫腔,与子宫内膜接触,在性交30~60分钟后便可进入输卵管。这一系列上行活动中,解除了本身的"去获能因子"而"获能",即具有受精能力。卵子从卵巢排出后,数分钟便进入输卵管,继之被运送到输卵管外侧1/3处(即输卵管的壶腹部与峡部交界处),停留在该处,等待受精。

如果在排卵前夜同房,大量精子已聚集在输卵管,"以逸待劳",很容易使卵子受精(图10)。

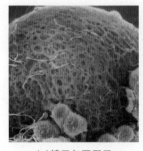
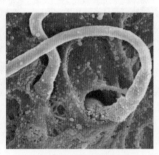
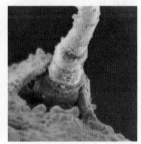

(a)精子包围卵子　　(b)精子企图穿透卵子　　(c)仅一个精子能成功地穿透卵子

图10　卵子受精

子宫内环境适于胚泡种植和发育

受精卵在输卵管的蠕动和纤毛的推动作用下,向子宫腔移动,同时发生分裂(医学上称为"卵裂")。约经24小时完成第一次卵裂,变成2个细胞。受精卵分裂成8个细胞时称"胚球"。至第三天分裂成16个细胞的实心团,形如桑椹,故称"桑椹胚"(图11)。

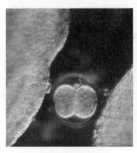
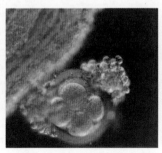
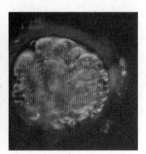

(a)卵裂成双细胞　　(b)卵裂成四细胞　　(c)桑椹胚

图11　受精卵运送过程中分裂

第四天,受精卵进入子宫腔,发育成"早期胚泡"。进入子宫后2~3天,即受精后6~7天,发育成"晚期胚泡",开始着床(图12)。这时,子宫内膜的发育要与受精卵的发育相适应,即医学上称"同步",胚泡才能顺利植入。否则,胚泡会因不能植入而死亡。

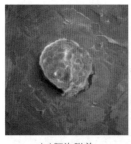 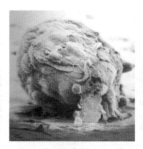 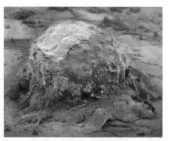

(a)胚泡附着　　　　　(b)胚泡植入　　　　　(c)胚泡着床

图12　胚泡植入子宫内膜过程

胚泡种植后,便开始在母体子宫里长达9个多月的生长、发育阶段(图13)。此时,如果子宫内环境或其他因素引起胚胎或胎儿提前排出母体,则称为"流产"(妊娠28周内)或"早产"(妊娠28~37周)。

受孕后胎儿发育过程中,第一周称为"受精卵",2~8周称为"胚胎",9周后称为"胎儿",直至40周,"呱呱堕地"称为"新生儿"。

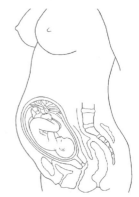

图13　胎儿在母体子宫中发育示意图

内分泌功能及其调节处于正常状态

上述所有生理功能和生理过程,均需正常生殖内分泌功能的参与及其精细的反馈调节(图14,图15)。

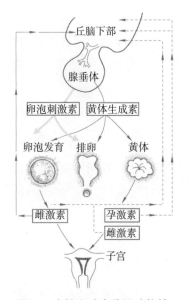

图14　女性生殖内分泌功能精
　　　　细的反馈调节

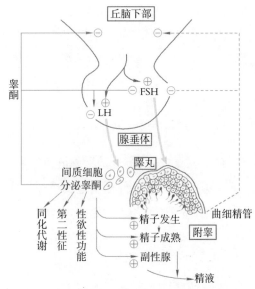

图15　男性生殖内分泌功能精细的反馈调节

并不复杂的避孕原理

　　避孕节育,即避免受孕、节制生育。避孕节育是通过破坏受孕的基本条件,阻断生殖过程的某个或几个环节,中止胚胎或胎儿的发育来阻断生育的。人类避孕节育的原理是:抗排卵、抗生精、抗受精、抗着床、抗早孕及抗发育。如能成功地完成上述"六抗"中的一抗,也就是成功地解开其中一个环节,便能达到安全避孕节育的效果。因此,安全避孕似乎并不复杂。

抗排卵

　　妇女排卵是个复杂而精细的生理过程,只要稍微改变一下内分泌变化,就会抑制卵泡的发育和排卵。而这种微小的内分泌变化,对女性的身体、性欲等各方面,基本上没什么影响。

临床上应用多年的复方型避孕药(含人工合成的雌激素和孕激素,如短效口服避孕片、长效避孕针等),都是应用抗排卵原理研制成功的。当然,有些制剂的作用是多环节的,抗排卵只是其中的作用之一。

抗生精

精子在睾丸生成,也是受内分泌控制,并需要一定的物理环境,还要在附睾中成熟。采取各种措施阻碍精子生成及干扰精子成熟过程,称为抗生精。目前,抗生精的各种方法大多处于试验阶段,尚未普遍推广。

抗受精

凡是阻止精卵相遇,包括灭活进入女性生殖道的精子,使精子失去与卵子结合的机会和能力,均称为抗受精。抗受精是通过如下环节进行的。

(1)灭活精子:利用杀精剂灭活精子,使卵子无从受精。目前临床上应用的杀精剂主要是壬苯醇醚制剂,如避孕栓剂、避孕片、避孕药膜和避孕胶冻等。带铜的宫内节育器(IUD)释放的铜离子对精子有杀伤作用;同时,IUD引起局部环境的异物和炎症作用也能灭活精子。

(2)阻断精卵运行通道,不使精卵相遇:不使精卵相遇,临床应用这一原理避孕方法有:阴道隔膜、避孕套、体外排精法、尿道压迫避孕法、各种绝育术等;安全期避孕、自然避孕法等,在易受孕期禁欲,错开精卵相会时间,也可视为不使精卵相遇;通过口服单方孕激素,改变子宫颈黏液性质使之变黏稠,阻碍精子通过子宫颈,使卵子失去受精机会,如各种探亲避孕药均有此作用;IUD也能影响精子运行,IUD使用者中,能到达输卵管的精子很少。

(3)干扰精子获能:精子一定要在女性子宫及输卵管停留一段时间,除掉精子的"去获能因子",才会具备受精能力。各种女用甾体避孕药、某些阴道局部用药,可干扰精子获能过程。

抗着床

阻止受精卵在子宫内膜着床、生长发育的措施,称为抗着床。着床的关键在于胚泡的发育和子宫内膜受孕酮影响的反应同步化。因此,从胚泡、子宫内膜和黄体着手,破坏或干扰受精卵着床过程任何一个环节,使之去同步,便可达到抗着床的目的。

(1)改变输卵管蠕动力:受精卵进入子宫腔要靠输卵管蠕动传送。临床上所用的某些探亲药,如上海探亲片 I 号(甲地孕酮探亲片)及 53 号探亲片,均有加速卵子运行,从而达到避孕目的。

(2)改变子宫腔内环境:临床上应用的宫内节育器、阴道避孕环、速效避孕药、紧急避孕药等,均是利用其改变子宫内膜的形态和功能,进而改变子宫腔内在环境而设计的。

抗早孕

使已着床的胚泡或胚胎,从子宫腔排出的措施,称为抗早孕。目前抗早孕方法可分为两类:①采用以负压吸引为主的人工流产的方法。②采用药物进行抗早孕和催经止孕。

抗发育

中断胎儿在子宫腔内发育,并使之与其附属物排出体外的方法,称为抗发育,或中断妊娠。抗发育也可分为两类:①通过手术方法碎胎或取胎,人为排空子宫。②用药物或机械刺激诱发子宫收缩,引起流产。

安全避孕,就这么简单

屏障避孕,可预防性传播疾病

公元前1850年,古埃及人就用纸莎草、蜂蜜、碱和鳄鱼粪等制成栓剂,置于子宫颈口和阴道内进行避孕(图16)。

公元前1200年,希腊神话中克利特岛的米诺斯王使用山羊膀胱制作的护套防病。

古代的中国和日本,曾用油性竹衣作为子宫颈屏障,既有生殖器部位的局部防护作用,也避免了可能的怀孕。

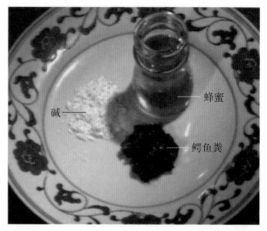

碱　蜂蜜　鳄鱼粪

图16　古埃及人用于避孕的材料——蜂蜜、碱和鳄鱼粪

17世纪,英国医生康得姆(Condom)建议查理二世使用阴茎护套。避孕套因此被称作为"condom",一直至今。早期的避孕套用绵羊的盲肠制成,价格昂贵,仅在上层人士中使用。

19世纪中叶,橡胶工业发展起来,避孕套、阴道隔膜和宫颈帽等避孕器具,才进入寻常百姓家。

20世纪50~80年代,由于宫内节育器、激素避孕药等一系列高效、简便避孕方法迅速发展,传统使用的避孕器具和一些外用杀精剂等,曾一度遭受"冷落"。近30年,性传播疾病(简称STDs或STIs)和艾滋病(简称

AIDS)呈蔓延趋势。于是，避孕器具和外用杀精剂等屏障避孕方法又重新受到世人的"青睐"。

屏障避孕，就是传统避孕器具和外用杀精剂的统称。这类措施是指用物理方法(机械阻挡)不让精子到达子宫，或用化学制剂在阴道内灭活精子，或者两者结合，以此阻断精卵相遇而达到避孕目的。在阻挡和灭活精子的同时，也会不同程度地阻挡和灭活性传播疾病(包括艾滋病)致病微生物。因此，在现代众多的避孕药具大家族中，唯有屏障避孕因具有避孕和预防性传播疾病的双重功能而格外引人瞩目。

男用避孕套

第一次世界大战期间，为保持部队战斗力，美国提倡士兵禁欲、清洗阴茎和冲洗尿道等为主的预防性传播疾病的措施。这种道德规劝和消极的预防措施效果甚差。第二次世界大战期间，美国军队便大力提倡使用男用避孕套。20世纪90年代，美国在防治艾滋病的运动中，再次大力提倡避孕套等屏障避孕法的使用。

男用避孕套简称"避孕套"、"阴茎套"或"安全套"，是由乳胶或其他材料(如鱼皮、羊肠、麻或聚氨酯等)制成的袋状避孕工具，性交时套在男性阴茎上，以阻断精液进入阴道，起物理性屏障作用。男用套能避免性交双方外生殖器官及分泌物的相互接触，所以在很大程度上能预防性传播疾病(包括艾滋病)的传播。

1. 种类

16世纪时，避孕套是用亚麻布制作。17世纪，Condom首先使用鱼鳔制作的避孕套。18世纪将制作避孕套的材料改为动物肠衣，19世纪使用硫化橡胶。20世纪30年代，出现了乳胶避孕套；直至1980年代初，我们使用的仍是套壁较厚、能反复使用的避孕套(图17)。20世纪80年代中后期至90年代，乳胶避孕套向超薄、多功能方向发展。进入21世纪，国内外用聚氨酯制作的新型避孕套已经问世(图18)。

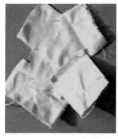
（a）亚麻布（16世纪）

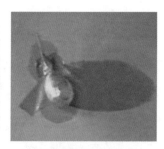
（b）鱼鳔（17世纪）

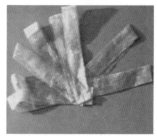
（c）动物肠衣（18世纪）

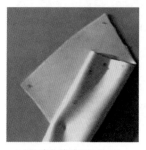
（d）硫化橡胶（19世纪）

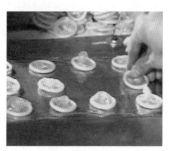
（e）乳胶（20世纪）

图17　各种阴茎套的制作材料

生物型避孕套（亚麻、鱼皮、动物肠衣等）的特点是传热性能好，使用者无"隔一层"的感觉；但价格较贵，不能有效阻挡"人类免疫缺陷病毒"（又称"艾滋病毒"，简称HIV）的穿透。乳胶型避孕套的特点是价格便宜，能有效阻挡艾滋病毒的穿透；但传热性能较差，易产生"隔一层"的感觉。聚氨酯型避孕套具有两者

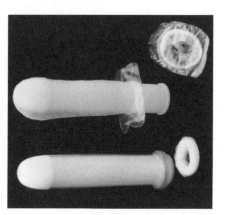
图18　聚氨酯阴茎套

的优点，既能有效阻挡艾滋病毒穿透，又具有较好的传热性能，且是宽松型，佩戴舒适，不紧缩阴茎，也不会过敏。同时聚氨酯型避孕套均匀度好，出现小孔的可能性小，坚韧、耐热、抗湿、易贮藏，保质期长，不易受油性润滑剂损坏。（图19）

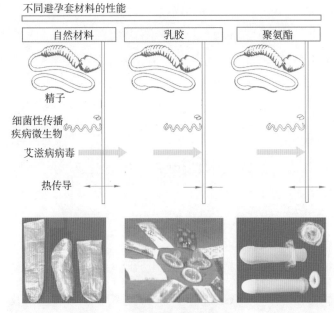

不同避孕套材料的性能

| 自然材料 | 乳胶 | 聚氨酯 |

精子

细菌性传播
疾病微生物

艾滋病病毒

热传导

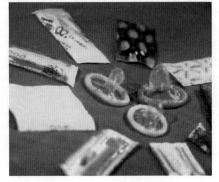

图19 三种材料阴茎套示意图

2. 规格

国际、国内市场供应的男用避孕套主要是以乳胶制作的。我国的乳胶避孕套有4种规格:大、中、小、特小号,直径分别为35、33、31、29毫米。由于实际使用中绝大多数人适用于中号,市场供应也以中号避孕套居多。久而久之,中号又被称为"标准号"。

20世纪80年代以来,因制作工艺改进,市场供应的乳胶阴茎套具有全透明、质软、强度大、直感薄、使用无异物感等特点,且品种繁多,可适合不同的需要(图20)。

通常,按形状,大致可分为普通型、尖端膨大型、龟头型、凹凸型、波纹型等;按厚度,大致可分为普通型、薄型、超薄型等(通常厚度约0.05毫米,有薄至0.02毫米者);按是否含药

图20 各种类型的阴茎套

物,可分为普通型、双保险型(含杀精剂壬苯醇醚)、保健型(含抗菌、消毒剂)等;按颜色,可分为普通型(本色)、彩色型(青、绿、淡红、乳白、紫罗兰等)。

近十余年来,还出现口交套和一些其他异型的阴茎套如水晶套等,以增加性感和满足不同人群的需要。

3.使用技巧

(1)撕开包装纸。

(2)将蟠卷的避孕套放在勃起的阴茎顶端,捏瘪避孕套顶端小囊,排出空气,见图21(a)。

(3)将避孕套沿阴茎轻轻下推,松开蟠卷,至阴茎根部,便可过性生活,见图21(b)。

(4)射精后,阴茎尚未软缩前,按住套口与阴茎同时撤出,见图21(c)。

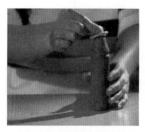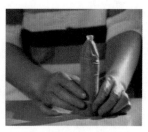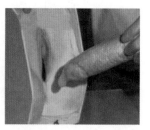

(a)将避孕套放在阴茎顶端,捏瘪小囊　　(b)将避孕套推至阴茎根部　　(c)射精后,按住套口与阴茎同时撤出

图21　阴茎套的使用方法

4.使用中注意点

(1)每次性交都必须使用,每次性交开始时就必须戴上,不要等到有射精感时才用,因射精前常有少量精子随分泌物排出,易发生意外妊娠。

(2)每次使用新套,且必须使用保存期内的阴茎套,使用前要检查包装盒上的有效使用日期。

(3)一旦开封,就要使用;即使不用,也要扔掉;因较薄的乳胶制品暴露于空气、阳光下或在温热的作用下,强度很易减弱。

(4)撕开包装前,要把避孕套轻轻挤向一边,避免撕开时包装纸的刮、划;使用过程中,也要注意避免指甲或戒指无意中的刮、划。

(5)阴茎套前小囊是贮藏精液用,不要套在阴茎头上。

(6)通常不需加润滑剂(因包装时已加入润滑硅油)。倘需另加者,应使用水溶制剂类,如甘油、蛋清、K-Y胶冻等。

5. 适用者和不宜使用者

阴茎套适用于各个年龄段的育龄人群,尤其适合于新婚,患心、肝、肾等疾患的夫妇,变换避孕措施尚处于适应阶段,以及有可能感染STDs(包括HIV)者。

少数男性或女性对乳胶过敏者,不适合应用乳胶阴茎套;少数对杀精剂过敏者,不适合应用双保险型阴茎套;少数男性阴茎不能保持在勃起状态者,不宜使用阴茎套。

6. 专家点评

至今,综合国内外研究,男用避孕套是最有效的避孕方法之一。如果是完美使用,即坚持并且正确地使用,100对夫妇一年中意外妊娠的发生,不会超过3例;含杀精剂的双保险型避孕套,100对夫妇一年中意外妊娠的发生,不会超过1例。但实际使用中,避孕套的有效率可能会低一些,因很难使每个使用者都达到完美使用的程度。

20世纪80年代,上海市计划生育技术指导所对582对夫妇、使用期限6个月至26年的调查,每100对夫妇一年的意外妊娠为6~7例。这些意外妊娠中约半数是没有坚持每次性生活都使用,有些是使用中的失误。当然,在不易获得避孕知识和咨询指导的人群中失败率还会高一些。

在未坚持使用避孕套者中,主要原因在男性。因男性无直接面临意外妊娠的危险,对性传播疾病的预防方面有较大的侥幸心理。也可能在女性,咨询中发现个别女性,对同房时男性精液不流入自己阴道觉得不够刺激。

避孕套的使用中除了要强调坚持正确使用外,还要注意避免一些常见的失误。

(1)取套不小心:佩戴避孕套,往往在调情和激发性欲的前嬉阶段。夫妇双方激情荡漾,取套时无意中用指甲或戒指的刮、划,使超薄型避孕套很容易破裂。

(2)佩戴不正确:有些失败者,佩戴避孕套时先展开蟠卷的套子,如套短袜状,不易将避孕套套到阴茎根部。这样的佩戴,性交中精液易溢出,也易滑脱。

(3)不按规则使用:有些在作爱时不戴套子,中途撤出匆忙佩戴;还有些射精后撤出时未握住套子边缘,以致精液溢出或套子滑脱。

(4)性交器官润滑度不够:女性阴道润滑度差也易造成避孕套破裂,尤其是40岁以上的女性,性生活时的分泌液明显减少。有些年轻夫妇性交前未充分前嬉,也会产生类似情况。

(5)性交强度过大:国外一项研究发现,男性与自己妻子同房时很少发生避孕套破裂;而与其他女性性交过程中,破裂就较常见。

(6)双方不配合:佩戴避孕套性交,需在阴茎软缩前及时撤出,而此时正值性生活高潮。倘夫妇间不配合,易发生精液溢出或滑脱。

(7)缺乏使用避孕套的经验:有拉美国家曾报道,习惯使用避孕套的男性比他们刚开始使用时的破裂或滑脱要少得多。

博文互动一 避孕套是否会影响性生活和谐

咨询者(男,47岁,国企医务室医师):在我们基层,很多男职工不愿用避孕套避孕,说是用了不舒服。我一直是用避孕套的,常以自己的体会给职工作些解释。可是,最近我自己也觉得有些不方便,不知能不能给我解释一下?

医师 避孕套是否会影响性生活和谐?这个问题,似乎已经讨论好几十年了,我们应对其作一客观分析。

在基层,有人曾形象地把性生活时佩戴避孕套称之为"穿着雨衣淋浴"或"穿着袜子洗脚",这样的表达在一定程度上是心理影响所致。近年来,避孕套质量提高、品种增加,如果选择得当、使用正确,这种"隔一层"的感觉几乎趋之于零。

然而,避孕套必须在夫妇激发性欲过程中、阴茎勃起时佩戴,在性生活高潮时又得撤出,多少对性交的前嬉和性交过程的完整有所影响。这些现象,可以通过夫妇间适当延长性交前和性交后相互爱抚时间等来弥补。

有些中年以上的男性,性功能趋于下降,佩戴避孕套后可能勃起消失,很难在短时期内再次激发性欲,不免有些沮丧。这些夫妇,不妨换一种避孕方法,如女用避孕套、女用凝胶避孕制剂等。

避孕套对性生活和谐有影响的一面,也有能起促进作用的一面:有些男性早泄,妻子很少能达到性高潮,使用避孕套,性交时间可延长,妻子也易获得性满足。

博文互动 二 戴套怎么还会得病

咨询者(男,32岁,外企部门主管):我的同事得了性病,他说每次出去"放松"一下都是戴套子的。戴套怎么还会得病?使用避孕套,真的能预防性传播疾病(艾滋病)吗?

医师 目前的避孕套大多以乳胶制造,完整的乳胶能有效阻挡性传播疾病微生物和艾滋病毒的穿透。实验室和临床研究发现:将避孕套放大2000倍,未发现有微孔;用电子显微镜放大30000倍,能观察到艾滋病毒微粒时,甚至当阴茎套被扩张时,也未观察到有明显微孔;模拟性交性兴奋时阴茎套所承受的压力,进一步证实:完整的乳胶避孕套能防止性传播疾病(艾滋病)病原微生物通过。

但是,避孕套不是"保险套",并不能百分之百保证使用者安全。

流行病学资料显示:坚持使用避孕套,性交双方感染性传播疾病和艾滋病的可能性会减少一半,但不是完全可以避免。如果不是每次性生活都能坚持使用或者不是每次性生活都能正确使用(并不是每次使用失误自己都能察觉),感染性传播疾病的可能性还会增高。例如,国外的资料显示,未持续使用避孕套者,艾滋病毒感染率是持续使用者的6倍。

　　也有研究发现:对于女性,男用避孕套提供的保护作用,不如阴道海绵和女用避孕套,这是因为后两者是女性自己控制的,而男性(她们的性伙伴)往往不容易坚持使用阴茎套;此外,男用避孕套在生殖器区域覆盖的范围也不如女用避孕套那样大。

阴道隔膜

　　18世纪中期,西方性学家曾用半个柠檬挤压后,遮盖子宫颈。柠檬皮覆盖了子宫颈口,加上内瓤残留的柠檬酸的作用,竟产生了神奇的避孕效果。

　　19世纪后半叶,德国首先模仿半个柠檬的形态、用硫化橡胶制成周围有一弹簧圈、状如圆顶帽的避孕器具,名曰"阴道隔膜",以后在形态上又有所改进(图22)。

　　阴道隔膜,旧称"子宫帽"或"避孕帽",是一弹簧圈上覆一层乳胶制成的避孕工具,形如帽状。阴道隔膜依其弹簧圈外缘直径毫米数,分为7种规

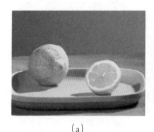
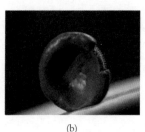
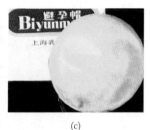

(a)　　　　　　　　　(b)　　　　　　　　　(c)

图22　半个柠檬、19世纪的阴道隔膜和现在的阴道隔膜

格（50、55、60、65、70、75、80号），我国常用的是65、70和75号3种。放置后的阴道隔膜能遮盖住子宫颈，性交时让精子留在阴道里，阻止其上行与卵子相会（图23）。

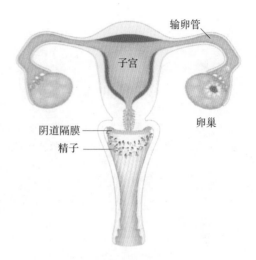

图23　阴道隔膜阻止精子上行

1. 选配方法

因生殖道大小的个体差异，使用者需由妇产科医师帮助选配合适的阴道隔膜（图24）。

（1）避孕妇女排空膀胱，作妇科检查。

（2）检查者用手指测量后穹至耻骨联合后缘间距离。

（3）根据测量长短，选配直径相当的阴道隔膜，进行试放、调整，直至合适。

2. 使用技巧

（1）使用前将避孕药膏或胶冻、凝胶涂在隔膜两面及弹簧环周围（图25）。

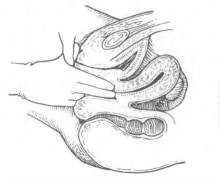 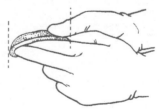

（1）医生测量阴道后穹至耻骨联合后缘间距离　　（2）选配直径相当的阴道隔膜

图24　阴道隔膜选配方法

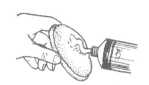
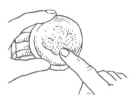

(1)阴道隔膜　　　(2)把避孕药膏挤在隔膜面　　(3)将避孕药膏涂抹均匀

图25　将避孕药膏或胶冻涂在隔膜两面及弹簧环周围

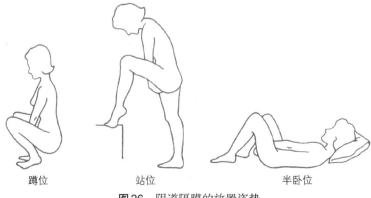

蹲位　　　　　　站位　　　　　　　半卧位

图26　阴道隔膜的放置姿势

(2)取蹲、坐、半卧或一足踩凳的站位,两腿分开(图26)。

(3)一手分开阴唇,另一手大拇指、示指和中指将隔膜弹簧环捏成椭圆形,沿阴道后壁放入,使隔膜恰好嵌在阴道后穹与耻骨后凹之间(图27)。

(4)探查子宫颈是否完全被隔膜覆盖,放置后便可性交。性交后8～12小时,手指进入阴道,在耻骨弓下钩住隔膜前缘,向下方轻轻提拉取出(图28),用清水和肥皂洗净、擦干,并检查有无破损,撒上滑石粉,置阴凉处保存待用。通常,一只阴道隔膜可使用1～2年。

3. 使用中注意事项

(1)初次使用者在正式使用前最好有一周左右时间进行反复练习,直至放、取和查核放置位置有把握为止。

(2)取出的时间在性交后8～12小时为宜,过早取出(小于8小时)有可能受孕;过晚取出(大于24小时)可能对阴道壁有刺激。

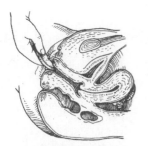
(a)将阴道隔膜捏成椭圆形,
放入阴道

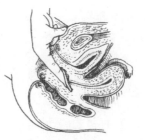
(b)沿阴道后壁放入

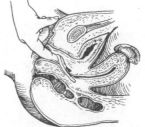
(c)使阴道隔膜嵌在阴道后穹和
耻骨后凹之间

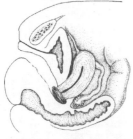
(d)隔膜大小合适,放置正确

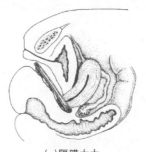
(e)隔膜太大

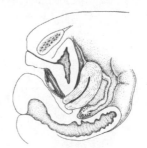
(f)隔膜太小

图27　阴道隔膜的放置

(3)保持大便通畅,以免影响安放位置,因直肠与阴道仅薄薄的一壁之隔。

(4)分娩后要重新配置。

4. 适用者和不宜使用者

排除如下禁忌证后,均可选用阴道隔膜避孕。

(1)阴道过紧(如新婚阶段等)、阴道中隔、阴道前壁过度松弛、子宫过度倾屈或脱垂。

(2)阴道或盆腔急性炎症尚未控制、子宫颈重度糜烂、泌尿道感染反复发作、习惯性便秘。

(3)对乳胶或杀精剂过敏。

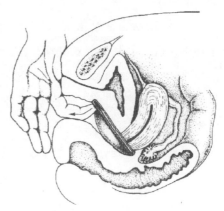
图28　阴道隔膜的取出

23

（4）使用对象或其配偶不能掌握放置技术。

5. 专家点评

年轻一代的女性，很少有人知道还有一种阴道隔膜的避孕方法（一种几乎被忽视了的避孕方法）。然而，在20世纪六七十年代，上海有一些使用阴道隔膜的妇女，整个育龄期使用，均未发生过意外妊娠。这种在我国几乎被忽视了的避孕方法，在西方妇女中却拥有一定的"粉丝"。西方妇女在自己随身携带的漂亮小包里常常会有一个精美的小盒，小盒里就是一个洗得干干净净的、随时可用的阴道隔膜。

西方女性之所以喜欢使用阴道隔膜是因为用它避孕有一些特别的优点：①女性自己掌控。②可事先放置，不影响性交的自然发展过程。③对子宫颈有一定程度的保护作用。④局部机械屏障为主，不影响月经周期，不影响泌乳，不影响代谢。⑤相对而言，简便经济。

阴道隔膜如能正确而又持续使用，是一种非常安全而又有效的屏障避孕工具，但有关阴道隔膜避孕效果的报道，差异颇大。著名的美国纽约桑格中心进行过一项研究，2 175例随访2年，总有效率为98%。这项研究发现，发生意外妊娠者，多半是未持续使用所致。

阴道隔膜也同样具有部分预防性传播疾病的功能，因其覆盖子宫颈以上的生殖道部分，并在放置前涂有一些杀精剂。但是，阴道隔膜预防性传播疾病的功能不如男用避孕套完善，因其覆盖生殖道的范围有限。

当然，使用者中也有身体不适应或使用不当的现象：①过敏，对乳胶或杀精剂过敏。②阴道分泌物增多，主要是隔膜放置在阴道内过久之故。③阴道炎症，主要是隔膜使用后未经清洗、揩干或保存不当引起。④尿路感染、膀胱炎，可能是隔膜弹簧圈的压迫所致。⑤男性在性交过程中可能会感觉到隔膜存在，但多数是心理作用所致。⑥理论上可能影响阴道性敏感区，实际上几乎无一女性会埋怨此现象。

博文互动 三 放置隔膜后会不会产生不适感

咨询者(女,26岁,商场营业员)：我姑妈向我介绍用阴道隔膜避孕,她说用了多年都很好。我担心,在里面放置隔膜后会不会产生不适感?

医师 只要尺码选择合适、放置正确,阴道隔膜放置后不会产生不适感。所谓配置合适、放置正确,是指放置后做蹲、起立、坐和行走等动作,无异物感,也不会脱出。如果按这样的要求配置,自己又能掌握正确的放置方法,阴道隔膜是不会随正常活动发生位置变化的,如排尿、大便等。倘若放置后有不适感,可向配置医师或计划生育工作者咨询,必要时重新配置。

子宫颈帽

同样是半个柠檬的后代,阴道隔膜还有个年长的"姐姐"——子宫颈帽。姐姐可比妹妹"风光",像个"百变娇娃",曾经有橡胶的、乳胶的、塑料的、铬的,甚至是银的。

子宫颈帽(简称宫颈帽)是一种类似于小型阴道隔膜的避孕工具,其圆顶较高,周边较厚,能套在子宫颈上,产生负压,将子宫颈紧箍。现用的宫颈帽大多是用硅橡胶制作的。

宫颈帽按其顶部结构不同,可分为"闭式"和"阀式"两类。闭式宫颈帽顶部呈封闭状,使用时子宫颈分泌物等不能流出,精子、精液等也不能上行进入女性子宫,每次放置时间为1~3天。阀式宫颈帽(图30)顶部有一单向阀门,可让子宫颈分泌物和经血排出,以减少感染机会,但精子

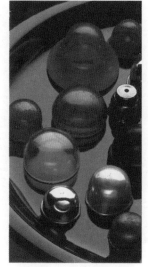

图29 各种宫颈帽

等不能进入。理论上阀式宫颈帽更有应用前景，放置的时间也可大大延长，但目前世界上仍以使用闭式宫颈帽为主。其中，应用最为普遍的是英国的产品。国产宫颈帽S-117型(图31)是根据英国产品改进，按其内径不同可分为4种尺码(21、23、25和27毫米)。以下所述的宫颈帽是指闭式宫颈帽。

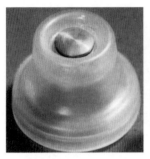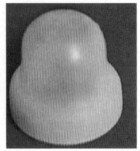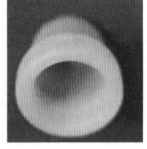

图30　阀式宫颈帽　　　　　图31　国产S-117型闭式宫颈帽

1. 选配方法

因子宫颈大小的个体差异，使用者需由妇产科医师帮助选配合适的宫颈帽。通常，可用不同尺码的宫颈帽试放，选择帽边能紧贴子宫颈周围、并能产生一定负压的型号。

2. 使用技巧

(1)放置姿势如阴道隔膜(图26)。

(2)放置前可在帽中放些杀精剂，但不宜超过帽腔的1/2，以免影响放置时的负压形成。

(3)一手分开阴唇，另一手将宫颈帽边捏拢，开口向子宫颈。沿阴道后壁向内推入，覆于子宫颈上(图32)。

(4)在宫颈帽顶轻轻挤压，将帽内空气挤出，产生负压。

(5)手指沿帽周完整检查一周，以确定子宫颈被完全覆盖。

(6)性交后8~12小时，手指进入阴道，置帽沿下将吸力放掉、取出，洗净擦干备用。

3. 使用中注意事项

(1)初次使用者在正式使用前应反复练习，直至操作熟练而有把握为

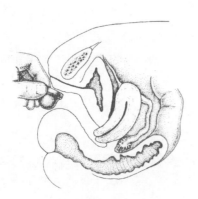

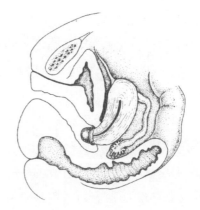

(1)将子宫颈帽边捏拢,置入阴道　　(2)将子宫颈帽覆于子宫颈上

图32　宫颈帽的放置

止;也可指导其配偶放置,有些夫妇觉得丈夫放置更准确,也更有感觉。

(2)性交前半小时放置,通常勿超过24小时,国产S-117型可留置1~3天。

(3)性交过程中或性交后如发现宫颈帽移动,应及时采取紧急避孕措施。

(4)分娩后要重新选配。

4. 适用者和不宜使用者

排除如下禁忌证后,均可选用宫颈帽避孕。

(1)阴道中隔,子宫颈过短或过长,子宫颈严重撕裂。

(2)急性阴道炎、子宫颈炎或盆腔感染治愈前。

(3)施行子宫颈活检或冷冻治疗6周内。

(4)对乳胶或杀精剂过敏。

(5)使用对象或其配偶不能掌握放置技术。

5. 专家点评

从理论上讲,宫颈帽覆盖在子宫颈上,有一定负压,阻止精子的效果会更好一些。综合临床资料,宫颈帽的失败率比阴道隔膜略高一些,主要原因是放置要求相对较高,常导致不坚持使用或放置失误。如能坚持并正确使用,避孕效果应与阴道隔膜相仿。

使用国产宫颈帽避孕,有其独特之处。

(1)避免性交前后临时放取以不干扰性交:阴茎套必须在性交激发过程中使用,而宫颈帽与阴道隔膜一样,可在性激发前预先放置。

(2)适用范围广:轻度子宫脱垂、阴道壁松弛或轻度膨出不宜使用阴道隔膜者,仍可使用宫颈帽。

(3)使用舒适:根据妇女子宫颈形状特点和大小设计,戴在子宫颈上,顶部薄、软,不直接接触子宫颈组织,性交时无异物感。

(4)留置时间长:帽的内腔有一定容量,可容纳分泌物;帽沿内圈光整,使用者子宫颈上无压痕;留置1~3天不产生异味。

(5)经济、耐用:宫颈帽不易变形,可反复煮沸消毒,一只可使用2年以上。

(6)对生殖道有一定的保护作用:宫颈帽长期使用,对子宫颈有一定保护作用,如可使慢性宫颈炎好转、宫颈癌发病率降低等。

使用宫颈帽的主要不良反应是使用者忘了取出,留置过久而产生恶臭分泌物,也可能会引起感染。

女用避孕囊

女用避孕囊(商品名"百合避孕囊",简称"避孕囊")是我国自己设计、制造的女用屏障器具(图33),由乳胶制作,20世纪90年代末面市。

避孕囊是一中空的囊状物,柔软而富有弹性。避孕囊的外形部分,称为"囊体",表面有三条凹凸的波纹状结构;底部有一凹陷,称为"囊底";顶部有三片叶状突起,称为"囊尖";囊尖向囊内反折,形成"囊管",未过性生活时,囊管自行闭合,并折叠成三条相连的囊管沟;囊体内侧的空腔,称为

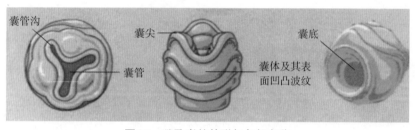

囊管沟　囊尖　囊底　囊管　囊体及其表面凹凸波纹

图33　避孕囊的外形与各部名称

"囊腔"。

避孕囊有四种规格,φ66、φ62、φ58和φ54,其中φ58适用于绝大多数我国和亚洲妇女。放置后的避孕囊(图34),囊底覆盖于子宫颈;囊体贴于阴道壁上段;囊尖与囊管在性生活时接纳进入的阴茎;囊腔可封存性高潮时排出的精液。避孕囊能有效地阻止精液上行进入女性的子宫腔而达到避孕目的。

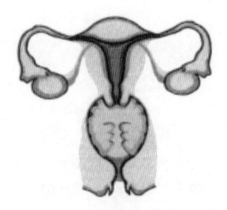

图34 放置后,避孕囊位于阴道上段,覆盖宫颈

1. 使用技巧

(1)放置姿势如阴道隔膜(图26)。

(2)手持避孕囊,取2～3滴润滑剂(医用硅油或避孕胶冻),以中指匀涂囊管(图35)。

(3)中指第一关节伸入囊管,中指尖达囊腔中央(不要触及囊底),使两囊尖分展于中指背两侧;合拢示指、无名指,托住两叶囊尖,并与中指共同挟持囊体,另一叶囊尖自然位于中指掌面(图36)。

(4)两拇指一起压扁囊体;在示指与无名指辅助下将中指背侧两叶囊尖及囊体部先后向中指腹侧处折成三叠(图37)。

(5)拇指将折叠的避孕囊压紧,勿令松散,再在囊底处涂2滴润滑剂(图38)。

(6)另一手示指、中指分开阴唇,持囊手的掌侧向上,将折叠的避孕囊推入阴道深处,中指退出。

(7)放置后的避孕囊会依本身的弹性展开,适合不同生理状况下(如性高潮状态等)阴道上端的空间。

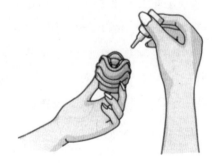

图35 避孕囊涂润滑剂

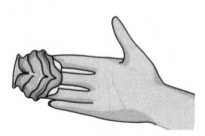

图36 避孕囊的放置步骤1

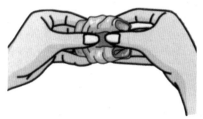

图37 避孕囊的放置步骤2

(8)性交后6小时,取放置位,向下屏气(可使避孕囊逼近阴道口),然后探入中指,勾住囊管周缘,向外轻轻提拉、取出;也可用示指和中指,夹住囊尖轻轻取出。

(9)避孕囊的置入与取出也可由配偶操作,方法同上。

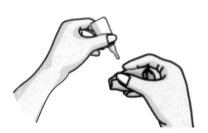

图38 避孕囊的放置步骤3

(10)取出后,翻转囊体,弃去精液,用肥皂和清水洗净,拭干,取1~2滴润滑剂匀涂保护,置盒备用。

2. 使用中注意事项

(1)每次放置时间不宜超过24小时;可在性交前数分钟至18小时放置,性交后6小时取出。

(2)放置时,伸入囊管的中指尖不要触及囊底,以保持避孕囊底柔软,便于沿阴道的弯曲顺利进入,减少可能的擦伤。

(3)取出时可感到阴道深部有负压吸力,可能滑脱、回缩,这是避孕囊与阴道壁紧密相贴所致,是使用中的正常现象,可稍事休息再取。

(4)避孕囊的功效主要取决于囊体的弹性。功效完好的避孕囊,用手指按其任何一处,松开后均可立即恢复原状。如发现弹性明显减弱,需更换一新囊。通常,一只避孕囊可连续使用半年;如两个避孕囊交替使用,则可一年后再更换新囊。

(5)避孕囊使用后有时局部呈不透明白色,对功效无影响,晾干即可恢复原状。

(6)使用期间,通常毋需灭菌消毒。如长期搁置不用,使用前可煮沸3~5分钟,或在干燥状况下,微波炉高温1~2分钟。

3. 适用者和不宜使用者

排除如下禁忌证后,均可选用避孕囊避孕。

(1)阴道畸形(如纵隔、横隔等)。

(2)阴道、子宫颈或盆腔急性炎症尚未控制。

(3)对乳胶或杀精剂过敏。

(4)某些性功能障碍治愈前,如阴道痉挛、早泄。

(5)使用对象不能掌握放置和取出技术。

4. 专家点评

作为一个新型女用屏障避孕器具,人们首先关心的是避孕囊的避孕有效性。

避孕囊在试制过程中,曾对598对志愿者夫妇,进行连续使用6个月以上的临床避孕效果观察,共7917个周期。完美使用(排除不坚持使用和使用不当)的妊娠率为0.84%;同期观察使用男用避孕套的331对夫妇中,完美使用的妊娠率为1.81%。

上述598对志愿者中,211位妇女进行了266次房事后试验,宫颈管内仅发现极少量活力低下的精子13次,阳性率为4.89%。临床试验的志愿者,使用后经门诊随访,按试验设定的项目检查,均无异常发现。避孕囊在使用中覆盖子宫颈,理论上有部分预防性传播性疾病和艾滋病毒感染的功能。

与其他屏障避孕器具相比,避孕囊有如下一些特点。

(1)独特的设计:囊底覆盖子宫颈,囊尖、囊管容纳阴茎,囊腔封存精液,囊体上波纹状结构对少量外溢精液有机械阻挡作用等,能有效阻断精液进入子宫颈管。

(2)囊体有弹性,性高潮女性阴道上段扩张时,可起充填作用;囊尖、囊管容纳阴茎,使男性产生"紧握感"。因此,避孕囊具有提升夫妻间性快感效能。

(3) Ⅰ、Ⅱ度子宫脱垂和阴道前后壁轻度膨胀患者也能应用,并具有子宫托样的辅助治疗作用。

避孕囊的不足之处主要是:外形较大,初次接触不太习惯;用后要清洗、保藏,不甚便利。

使用避孕囊,也可能出现不良反应:①感染:少见,大多因避孕囊未妥善清洗、保藏所致。②损伤:少见,大多因放置不熟练所致。③过敏:少见,是因对乳胶或杀精剂过敏所致。

女用帽

在女用避孕囊面市的前后,西方也有一种新型的屏障避孕器具——"女用帽"进入市场,供人们选用。

女用帽是由医用硅橡胶制作,形如海员帽子,因此而得名。

女用帽的结构包括帽缘、帽顶、帽边、帽沟(帽顶与帽缘之间)、帽窝(帽顶的另一面)和帽襻几个部分(图39)。

放置后的女用帽,帽窝完全覆盖于子宫颈;帽缘贴于阴道壁(长缘部分在后穹隆);帽沟犹如封闭的漏斗,可放置杀精剂;也能聚集射出的精液,帽襻供取出时用。

女用帽根据帽边的直径有三种规格:小号(22毫米),供从未妊娠过的妇女使用;中号(26毫米),供曾妊娠,但未经阴道分娩的妇女使用;大号(30毫米),供曾经阴道分娩的妇女使用。

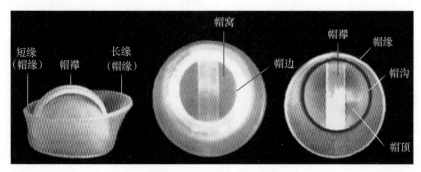

图39　女用帽各部名称

1. 使用技巧

(1)放置前排空膀胱,洗手,并尽可能清洗外阴和肛门四周。

(2)手指进入阴道找到子宫颈,因妇女月经周期的不同时期子宫颈位置会有所变化,这一步骤可估计女用帽放置的深浅。

(3)手指握住女用帽长缘与短缘的中间部分,分别在帽窝和帽沟内放置杀精剂,并均匀涂抹;注意不要涂抹手指握住之处,以免滑脱。

(4)放置姿势如阴道隔膜(图26)。

(5)将女用帽捏扁,帽窝朝上,短缘在拇指与示指之间。另一手分开阴唇,将女用帽长缘向前,平平放入阴道,并尽可能将其往后下方推,将女用帽覆盖子宫颈(图40)。

(6)手指沿帽缘完整检查一周,再轻轻按一下帽顶,以确保已完全覆盖子宫颈,即可过性生活。

(7)取出时,手指轻压帽顶,勾住帽襻,慢慢下拉,使之离开子宫颈后取出阴道(图41)。

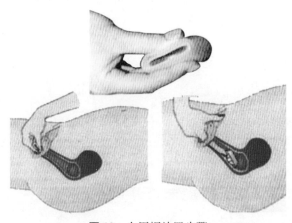

图40 女用帽放置步骤

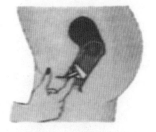

图41 女用帽的取出

2. 使用中注意事项

(1)月经期不宜使用,每次放置时间不宜超过48小时。

(2)可在性交前数分钟至42小时放置;放置时,应将女用帽推至阴道深处,并覆盖子宫颈,避免仅将女用帽推至阴道口与子宫颈之间。

(3)放置后在42小时内可多次性交;放置期间,首次性交后,每次性交前须用手指重新核对女用帽是否在适当的位置,并加用半茶匙杀精剂,但不必将女用帽取出。

(4)应至少在最后一次性交的6小时后取出,否则容易妊娠。

(5)放置和取出时,要避免指甲对阴道的刮、划。

(6)使用后用温水洗净,以干净的软布擦干,并检查有无裂缝、裂孔和其他损坏,置一硬盒保存。

(7)使用中如出现下列情况应就诊:放置与取出时,以及性交时或性交后,感到疼痛、不适;非月经期,取出时女用帽上带有血性分泌物;阴道分泌物异常或有恶臭等异味。

(8)使用者每年需进行妇科检查(包括子宫颈细胞刮片检查)。通常,每年应更换一只新的女用帽。

(9)生育、流产或其他妊娠终止后,重新使用女用帽时须进行妇科检查,并重新配置。

3. 适用者和不宜使用者

排除如下禁忌证后,均可使用女用帽。

(1)对硅橡胶或杀精剂过敏。

(2)曾有或可疑中毒性休克综合征(TSS)。

(3)阴道炎尚在治疗中。

(4)宫颈癌。

(5)子宫颈与阴道粘连。

(6)产后10周内或流产后6周内子宫颈尚未完全复旧。

(7)不能理解使用说明及不能正确使用。

4. 专家点评

经初步临床试验,女用帽使用的有效率、使用中可能发生的不良反应等均与避孕囊相仿。

女用帽的主要特点如下。

(1)女用帽是以医用级硅橡胶制作,与乳胶相比,很少过敏,且不易受光、热、油性润滑剂、臭氧和清洗过程的影响而老化。

(2)形状更适合于阴道穹隆放置、覆盖子宫颈,放置后不易移位,对尿道的压迫也比阴道隔膜小。

(3)独特的设计,帽沟能容纳加放的杀精剂,使之不易流入阴道和尿道口,可减少刺激。

(4)放置后,留置时间为48小时,比阴道隔膜(24小时)长。

(5)仅三种规格,易于配置。

此外,女用帽使用条件与阴道隔膜不完全相同。如女用帽放置时间为48小时,放置后重复性交前需加杀精剂半茶匙;而阴道隔膜放置时间为24小时,放置后重复性交前需加杀精剂一茶匙。女用帽覆盖子宫颈,能预防性传播疾病(STDs)病原微生物和艾滋病毒(HIV)侵犯子宫颈,因子宫颈比阴道更易受STDs和HIV感染。

李氏盾

李氏盾(Lea′s盾)是由柔软的医用硅橡胶制成的子宫颈屏障物,比阴道隔膜稍微小一些,只有一种尺码规格,不需因人配制。李氏盾为椭圆形杯状物,形如宫颈帽,可覆盖在子宫颈上,但又不完全箍着子宫颈(图42)。此避孕器具有三个特点:①有一阀门,可让宫颈分泌物和经血单向排出。②边上

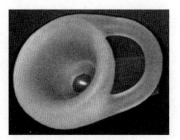

图42　李氏盾

有一环状物,易于取出。③后唇较宽,置至后穹隆,位置不易移动。李氏盾使用时要加少量杀精剂,以增加避孕效果,也有润滑作用。李氏盾在阴道内可放置48小时,临床有效率与阴道隔膜相仿。

女用避孕套

阅读了前面几节,也许会产生这样的疑问:"阴道隔膜、宫颈帽等避孕器具由女性自己控制,确实有其独特之处,但从预防相互感染来说,因仅保护子宫颈,没有覆盖阴道下端,就不如男用避孕套那样完善。那么,是否也有女性自己使用的避孕套呢?"事实上,20世纪90年代初,国际上已发展了一种新型的、由女性自己控制的避孕套——女用避孕套,简称"阴道套"。

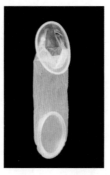

图43 阴道套

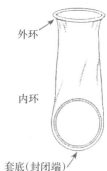

图44 阴道套的形态、外观各部名称

阴道套是一由聚氨酯(或乳胶)制作的柔软、宽松袋状物,长15～17厘米。开口处连一直径为7厘米的柔韧环,称

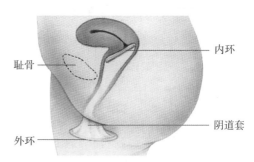

图45 放置后的阴道套(侧面观)

为"外环",套内还游离一直径为6.5厘米的"内环"(图43)。目前,国产的阴道套也已上市。

初次接触阴道套可能会有点不习惯,就如以前人们初次接触男用避孕套一样。大多数女性在试用几次后便会感觉舒适和易于接受。所以,首先要熟悉阴道套的形态和外观,以及各部分名称(图44)。

放置后阴道套的外环是在阴道外部(图45)。

1. 使用技巧

正式使用前,须经几次练习,觉得放置舒适后才能使用阴道套同房。可在性交前数小时预先放置,但多数使用者在性交前2～20分钟放置。

(1)打开包装，取出阴道套。虽然购买阴道套时常规配备一小瓶润滑剂，但通常使用时不必另加，因在包装时阴道套内外已加了润滑剂。

(2)放置如阴道隔膜（图26），即可取一足踏凳的立位，两腿分开的蹲位或膝跪位，或者是躺位。

(3)使内环位于套底（封闭端），用拇、示、中指在套外侧握住内环，轻轻挤压，外环（套的开放端）自然下垂，见图46（a）。

(4)另一手轻轻分开阴唇，将阴道套置入阴道。如滑脱，则可重新放置，见图46（b）。

(5)用示指将内环和套推入阴道深处（要将内环置于耻骨上方，即进入阴道内6～10厘米）。示指推内环时，内环会很容易滑入阴道深处，套子也会自然贴在阴道壁上，见图46（c）。因此，不必担心内环是否会置入过深。相反，内环如未置至耻骨上方，同房时可能会感觉到有内环的存在。

(6)放置后，外环覆盖在外阴，见图46（d），即可行房事。

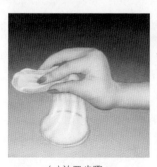

(a)放置步骤1

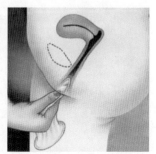

(b)放置步骤2

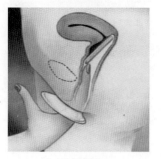

(c)放置步骤3

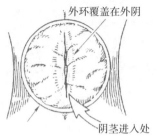

外环覆盖在外阴

阴茎进入处

(d)放置后的阴道套（正面观）

图46 阴道套放置步骤

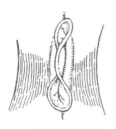
不正确,要停止性生活

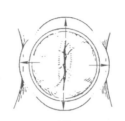
正确

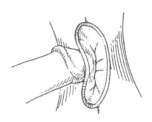
不正确,要停止性生活

图47 阴道套使用情况分析

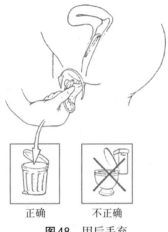

正确 不正确

图48 用后丢弃

(7)同房时感觉到外环移动是正常现象。有时会感到阴道套上下滑动,只要阴道套仍覆盖阴茎,也是正常现象。

(8)如果感到外环进入阴道,要停止性生活(图47)。此时,也要取出阴道套,加些润滑剂,重新放置。或阴茎在外环外侧插入,也要停止性生活,重新正确插入。

(9)性生活后,握住外环,旋转几下,使精液留在套内,轻轻拉出,丢在垃圾箱内(图48)。

2. 适用者和不宜使用者

通常都能使用,仅有下列情况的夫妇不宜使用。

(1)阴道过紧、生殖道畸形或生殖道肿瘤。

(2)子宫Ⅱ度脱垂、阴道前后壁膨出中度以上。

(3)反复尿路感染。

(4)生殖道急性炎症尚未控制。

(5)对阴道套过敏。

3. 专家点评

女用避孕套问世的20余年来,由于"非凡的身手",已经令人"刮目相看"了。综合近年来国内外研究显示,女用避孕套的避孕有效率与其他屏障避孕法大致相似。一项美国研究，328例女性正确和持续使用，6个月的妊娠率为2.6%，但未正确和未持续使用的妊娠率为12.4%。上海市1997年开展的国产女用避孕套和男用避孕套随机化、多中心临床有效性试验，共603例，随访半年，两组失败率分别为每百妇女1.06和1.69。这两项研究提示，女用避孕套与男用避孕套同样有效。

一些实验室研究显示，聚氨酯女用避孕套能阻止性传播疾病的微生物（包括人免疫缺陷病毒，即艾滋病病毒）通过。一项对104例曾有阴道滴虫和/或衣原体感染的性活跃女性研究，54例持续使用女用避孕套者无一例再次感染；未持续使用者和对照组则分别有14.7%和14%再次阴道滴虫感染，未持续使用者中还有3例再次衣原体感染。女用避孕套因有外环，部分覆盖了外生殖器，预防生殖器溃疡性感染，如疱疹、软下疳等，比男用避孕套就更为有效。

女用避孕套的优点还在于以下四个方面。

（1）过敏少、几乎无刺激反应：一项聚氨酯女用避孕套研究，128例皮肤过敏者使用女用避孕套，与一个英国名牌乳胶男用避孕套使用进行比较研究。结果发现，使用男用避孕套者有9例过敏，使用女用避孕套者无一例发生刺激现象或过敏反应。另一项研究，30例女性使用女用避孕套或阴道隔膜，使用女用避孕套者泌尿生殖道下段无刺激、无损伤，也未发生阴道菌群变化。

（2）强度高、破损率低：聚氨酯的强度比乳胶强40%，女用避孕套在使用中的破损率也低于男用避孕套。女用避孕套撕裂后移动中暴露于精液的危险为2.7%，男用避孕套则为8.1%。

（3）对性生活有所促进：能在房事前预先放置，不影响性交前嬉，也不影响性交全过程；由于女用避孕套呈宽松式，套子能紧贴阴道壁，传热性好，不紧缩阴茎，不限制阴茎活动，故不会影响性交快感；可允许阴茎在完全勃起前插入，这对中老年夫妇和轻度勃起障碍（举而不坚）者尤为适用。

（4）由女性自己控制：虽然女用避孕套也需要男性的合作，但不需要男性自己使用阴茎套。

外用杀精剂

约3000年前，在印度和埃及，人们分别用大象粪和鳄鱼粪在性交前置入女性阴道，用于避孕。之所以选用这两种动物的粪便，很可能是因为古人想象大象和鳄鱼有着神奇的力量。事实上，粪便本身是一种天然的阻塞物；同时，粪便也呈酸性，有一定的杀精作用。

公元2世纪，罗马的一篇论文中，描述了一种用蜂蜜、雪松胶和油等精心制作的阴道塞（栓）。

无疑，现代外用避孕杀精剂的发展，是得益于古人的智慧和实践。

外用杀精剂是房事前置入女性阴道、对精子有灭活作用的一类化学避孕制剂。目前常用的外用杀精剂，其活性成分大多是一种化学名叫"壬苯醇醚"的表面活性剂。壬苯醇醚能改变精子膜的渗透性，使精子失去活力，因而具有避孕作用。

1. 种类

壬苯醇醚必须由惰性基质支撑，才能成型。惰性基质还能起稀释、分散药物的效应。外用杀精剂置入阴道后，惰性基质也有消耗精子能量或阻止精子进入子宫的物理屏障作用和使阴道润滑的作用。外用杀精剂根据其惰性基质的不同，可分为避孕栓（栓剂）、避孕片（片剂）、避孕薄膜（膜剂）、避孕胶冻（胶冻剂）、避孕海绵（海绵剂）、缓释凝胶（凝胶剂）等（图49）。这里着重讨论栓剂、片剂、膜剂和胶冻剂。避孕海绵和凝胶缓释杀精剂因在使用方法及其功能方面有一定的特殊性，将另作详细介绍。

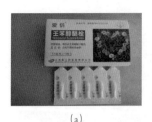
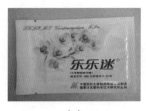
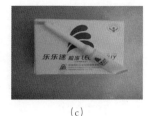

(a)　　　　　　　　　(b)　　　　　　　　　(c)

图49　外用避孕栓、避孕薄膜和避孕胶冻

2.使用方法

(1)栓剂:使用方法如下。

1)房事前右手中指套一薄膜小套,见图50(a)。撕开包装后,用右手拇指和示指取出一粒避孕栓。

2)取仰卧位,两腿屈膝,自然分开,将避孕栓放置至阴道口,见图50(b)。

3)用戴薄膜套的中指将避孕栓推入阴道深处(约一指深),见图50(c)。放置后等待5~10分钟,便可行房事。

(2)片剂:使用方法如栓剂。

(3)膜剂:使用方法如下。

1)房事前将手洗净擦干。

2)撕开包装,取出一张薄膜,对折两次,或揉成团状,见图51(a)。

3)取仰卧位,姿势如放栓剂状。以示指和中指夹持薄膜团放入阴道口,再以中指将薄膜团推入阴道深处,见图51(b)及图51(c)。

4)也可将阴茎头潮湿后,薄膜包贴在阴茎头上,推入阴道深处,再退出即可。

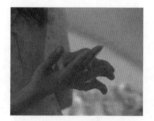
(a)中指套一薄膜小套

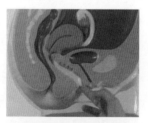
(b)将避孕栓放置至阴道口

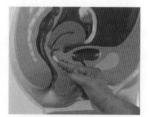
(c)将避孕栓推入阴道深处

图50　避孕栓的放置

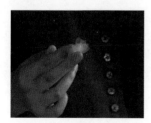
(a)将避孕膜折成团

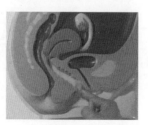
(b)将薄膜团送入阴道口

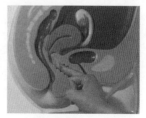
(c)将薄膜团推入阴道深处

图51　避孕薄膜的放置

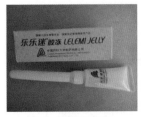 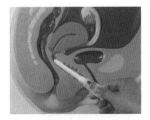 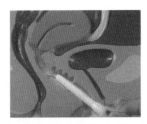

(a)一次性使用装　　(b)将注射套管缓缓插入阴道深处　(c)将避孕胶冻全部注入阴道内

图52　避孕胶冻一次性使用装的使用方法

5)放置后等待5~10分钟,便可行房事。

(4)胶冻剂:市售的避孕胶冻剂有一次性使用装(每管使用一次)和多次性使用装(每管可使用数次)两种。

1)一次性使用装的使用方法(图52):房事前取出一支避孕胶冻管和一注射套管,旋下管盖,再将注射套管旋于管口上。取仰卧位,姿势如放栓剂状。将注射套管缓缓插入阴道深处,稍稍往外拉一些,挤压管壁,将胶冻全部注入阴道内,取出注射套管即可性交。

2)多次性使用装的使用方法(图53):房事前取出避孕胶冻管的注入器,将管盖旋去,把注入器旋接在管口上,再将避孕胶冻挤入注入器内,达一定刻度。取下注入器,然后将避孕胶冻注入阴道深处。房事后将注入器洗净、擦干、妥善保管、备用。

3. 使用中注意要点

(1)每次性交均要使用,性交姿势宜取女性仰卧位,以免药量流失。

(2)栓剂、片剂和膜剂置入阴道后须待5~10分钟,溶解后才能起效,起

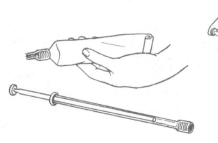 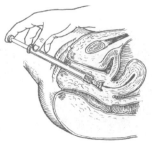

将胶冻挤入注入器内,达一定刻度　　将避孕胶冻注入阴道深处

图53　避孕胶冻多次使用装使用方法

效后即要性交。如置入后半小时尚未性交,性交前必须再次放置。

(3)胶冻剂注入后即有避孕作用,但应避免注入后起床,以防药物流失;注入后也宜立即性交,以免被稀释。

(4)近绝经期妇女,阴道分泌物减少,不宜把片剂和膜剂作为首选,因片剂和膜主要依靠液体溶解,而栓剂主要依靠体温溶解。

(5)避孕药膜每次只能使用一张,如使用两张以上,则难溶解,会影响避孕效果。

(6)外用避孕片为泡腾片,放置后会发泡,有发热感,为正常现象。

4. 适用者和不宜使用者

除对杀精剂过敏者,育龄夫妇均可选用,尤适合于慢性肝肾疾病患者,哺乳妇女,不适合放置宫内节育器和不能使用甾体避孕制剂者。

5. 专家点评

选取外用杀精剂避孕,其利弊分析如下。

(1)主要优点如下。

1)局部使用,不干扰内分泌,不影响哺乳,安全性高。

2)希望生育者,随时停用,即可妊娠。

3)杀精剂有一定的抗性传播疾病(包括艾滋病)的作用,如能灭活淋病、滴虫、疱疹病毒、衣原体等。国外报道,妇女单独使用杀精剂或与阴道隔膜、阴茎套合用,慢性盆腔炎发生率可减少50%,淋病发生率减少约75%。

(2)不足之处如下。

1)需要在性交前临时放置,并在一定时间内要完成性交。

2)个别使用者对杀精剂局部有刺激现象或过敏,如瘙痒、局部烧灼感或刺痛。

3)阴道分泌物增多,有时有异味。

4)国外研究发现,长期、大量使用外用杀精剂,会对生殖道黏膜有损失作用。这种情况下,外用杀精剂非但失去了抵抗性传播疾病(包括艾滋病)的作用,反而会加速感染性微生物的侵入。

博文互动 (四) 放置后要等多久才能行房事

咨询者(女,40岁,美术编辑)：我用避孕栓,失败了,医生说是放后未等到足够时间的缘故。请问采用避孕栓、避孕片或避孕薄膜避孕,放置后究竟要等待多久才能行房事?

医师 避孕栓、避孕片或避孕薄膜放置后,要待其溶解后才能有避孕作用。目前市售外用杀精剂品牌甚多,其溶解的时间因其惰性基质的不同而略有差异。因此,在使用前宜仔细阅读说明书。一般均在放置后5~10分钟溶解,即在5分钟以上,10分钟以内。此外,阴道较为干涩的妇女,如40岁以上近绝经期,溶解的时间可能要长一些。对于阴道较为干涩的妇女,不妨使用避孕胶冻,放入后立即起效,还能增加阴道润滑度。

博文互动 (五) 外用杀精剂易失败的原因有哪些

咨询者(女,43岁,社区计生综合服务站工作人员)：我在工作中发现,使用外用杀精剂容易失败,为什么?

医师 据大量临床分析统计,外用杀精剂本身的有效率很高,正确使用的失败率每100名妇女一年累积仅2~3次。但是,外用杀精剂使用失误的现象比较常见。采用避孕栓、片、薄膜或胶冻最主要的失败原因是没有坚持每次同房都使用,这是屏障避孕法面临的共性问题。其次是未正确使用,最常见的有如下2种情况。

(1)放置后未等到5~10分钟:很多使用失败者自己认为放置后已有5~10分钟了,实际尚未达到。一般在性交前等待时,总觉得时间过得很慢。另一种情况常见于不愿在性激发过程中再有其他动作干扰,上床前已放置,性交时已超过30分钟。

(2)放置不当或错误放置:无论是栓、片、膜、胶冻,放置过浅,易于失败。

另外,避孕薄膜折叠过紧,错将避孕薄膜间的隔离纸放置阴道,胶冻剂注入后起床活动药液流出体外,以及使用超过有效期的杀精剂等,均是失败的原因。

阴道避孕海绵

两千多年前,地中海沿岸的妇女在性交前将海绵放入阴道,以吸附射入的精液。当时,人们除用海绵外,还用其他有吸附能力的物质。有时,她们在置入前还让海绵吸附些柠檬汁或醋、汤之类的其他液体。

阴道避孕海绵由医用海绵(聚氨基甲酸酯)和杀精剂组成的外用避孕药具。目前,避孕海绵因所含杀精剂成分不同,有两个品种(图54):一种是传统的,仅含壬苯醇醚(壬苯醇醚海绵,简称NP-9海绵);另一种是新型的,含F-5凝胶(F-5凝胶海绵,简称F-5海绵),F-5凝胶中有三种含量很低的杀精成分:壬苯醇醚、胆酸纳和苯扎氯铵。

NP-9海绵为圆盘状,直径5.5厘米,厚2.5厘米;一面中央有一直径为1.5厘米的凹陷,另一面微凸,一条丝带附于两侧。F-5海绵上没有凹凸,也不附丝带,仅有两道供放置和取出用的模压裂缝。

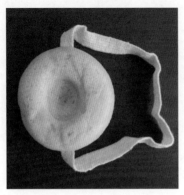
(a)NP-9海绵

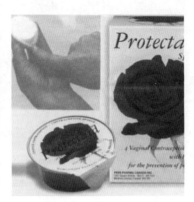
(b)F-5凝胶海绵

图54 阴道避孕海绵

1.**使用方法**

(1)NP-9海绵使用方法如下。

1)取出NP-9海绵,将5毫升左右的冷开水倒入海绵凹陷内浸湿,见图55(a)。

2)放置姿势如阴道隔膜(图26)。

3)手指将海绵捏扁,放入阴道口,见图55(b)。

4)将海绵推入阴道内一示指深,使丝带朝外,凹面对着子宫颈,见图55(c)。

5)放置后即可性交,且可多次性交,末次性交后8小时,用示指勾住海绵丝带拉出丢弃。

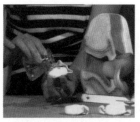 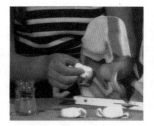 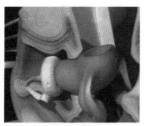

(a)将少量冷开水倒入避孕海 (b)将海绵捏扁,放入阴道并 (c)放置后即可性交
绵内浸湿 推入

图55 NP-9避孕海绵的放置

(2)F-5海绵使用方法如下。

1)从小盒内取出F-5海绵,用示指插入海绵的一条模压裂缝,见图56(a)。

2)放置姿势如阴道隔膜(图26)。

3)将海绵放入阴道口,用示指将海绵推入阴道深处,达子宫颈处,见图56(b)。

4)放置后15分钟起效,在性交6小时后才能取出,最长放置时间不宜超过12小时。

5)取出时的姿势和放置时一样。

6)示指或中指同时进入阴道,勾住海绵模压

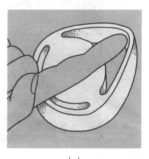

(a)

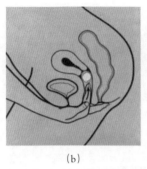
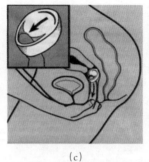
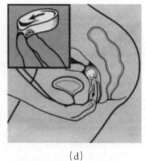

(b)　　　　　　　　(c)　　　　　　　　(d)

图56　F-5海绵的放置和取出

裂缝,轻轻拉出,见图56(c);或者示指和中指同时进入阴道,用两指尖夹住海绵,稍稍挤压,再轻轻拉出,见图56(d)。

2. 使用中注意点

(1)月经期不宜使用。

(2)放置后,不宜用水冲洗外阴。

(3)放置和取出时,如取两腿分开的躺卧位,可将两腿抬起,贴近胸前,则更易放、取。

(4)性交后取出时,如遇困难,可取蹲位,并向下屏气,让海绵接近阴道口,就很容易取出。

(5)通常放置后的海绵是不会脱落的。有时放置后排便,或有其他腹内压增加的活动时,可能会使海绵位置下降,如有海绵到达阴道口的感觉,可用手指将其推回。如果确实发生了海绵脱落,宜立即置入新的海绵。

(6)使用过的海绵应丢弃在垃圾箱里,不宜丢弃在排便器中用水冲去。

(7)NP-9海绵放置后即可性交。但是,F-5海绵放置后不宜立即同房,须待15分钟起效后才能性交。

(8)F-5海绵在放置时,如发现一面较干,另一面较湿,宜将湿的一面先向阴道内放置。

(9)两种海绵起效后均可多次性交。使用NP-9海绵的性交时段应为放置后即刻至16小时,因其最长放置时间为24小时。NP-9海绵取出时必须在末次性交后8小时。使用F-5海绵的性交时段应为放置后的15分钟至6小时，因其最长放置时间不宜超过12小时，F-5海绵取出时必须在末次性交后6小时。

3. 适用者和不宜使用者

除如下禁忌证外，均可选用阴道海绵避孕。

（1）对海绵（聚氨基甲酸酯）或杀精剂过敏者。

（2）阴道过紧不易放置者（如新婚最初2～3个月）。

（3）女性生殖道解剖学异常者，如子宫脱垂、阴道膨出、直肠膨出、子宫极度后屈、阴道纵隔等。

（4）曾有金黄葡萄球菌引起的休克综合征病史，或有该菌寄生于阴道病史者。

4. 专家点评

阴道避孕海绵实际上是阴道隔膜和外用避孕栓（或膜）剂的后续产品。海绵具有三维结构，放置要求比阴道隔膜低。海绵是弱酸性，能吸附精液，本身就有机械屏障作用和杀精作用，避孕效果更为可靠（图57）。临床观察和实验研究均证明，NP-9海绵对淋病双球菌、衣原体、梅毒螺旋体以及艾滋病病毒（HIV）等，均有抑制作用。

对性和谐的促进主要体现在：①女性可事先放入，性交中男性并不知道自己的性伙伴已采用了避孕措施，既避孕又防病。②一次放入，可多次性交，12～24小时内有效。不像避孕栓、膜等每次性交均需放一枚（或一张），且放置30分钟后避孕效果下降。④用后丢弃，不必像阴道隔膜那样需要清洗、保管。

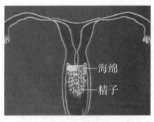 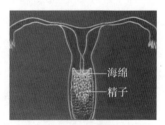

（a）机械屏障　　　　　　　　（b）化学屏障

图57　避孕海绵化学屏障和机械屏障示意图

阴道避孕海绵的使用过程中，可能会发生一些不良反应或并发症。①变态反应：多数是对杀精剂过敏所致，可出现皮疹等。②取出困难：使用NP-9海绵，曾有取出时把海绵拉碎，也有请医务人员帮助取出的现象。③阴道干燥：由于海绵过多吸收分泌物所致。④感染：由于放置过久引起。迄今尚无发生中毒性休克或其他严重并发症的报道。鉴于上述可能发生的情况，使用阴道海绵避孕，一定要遵循正确使用的注意要求。

在咨询时，使用者常常提到，取出海绵时有臭味，通常可不必介意。因任何放入阴道的物质，与正常阴道液体和精液接触，都会产生气味。但是，如果海绵上沾有异常颜色或阴道臭味持续存在，可能存在阴道感染，要去医院诊治。值得注意的是出现以下2个或2个以上的症状，应立即将阴道海绵从阴道取出，并立即到医院就诊：①发热。②呕吐。③红疹。④眩晕。⑤腹泻。⑥肌肉疼痛。

新型的F-5海绵与传统的NP-9海绵相比较，具有如下特点：①不附着额外的丝带，可减少对阴道的刺激，性交中也不易被性伴觉察。②置入后，F-5海绵能使阴道壁覆盖一层F-5凝胶薄膜。性生活中，生殖器官的相互运动，能将海绵中的凝胶进一步挤出。③三种杀精剂活性成分的含量均很低，对阴道和子宫颈的刺激小，能联合破坏精子头部，使精子失去活力，避孕效果好。F-5海绵虽然对阴道和子宫颈的刺激小，却不能完全避免刺激或过敏现象。使用中如出现瘙痒、烧灼感，应到医院或计划生育服务站（点）咨询。必要时，可换用其他避孕措施。

凝胶缓释杀精避孕剂

生物黏附缓释凝胶是一种新型的生物仿生技术制剂，外观为白色半透明的半固体。将高效杀精剂搭载在生物黏附缓释凝胶中，便形成凝胶缓释杀精避孕剂（简称凝胶杀精剂或凝胶剂）。这种杀精剂能与生物组织紧密黏附，形成一层保护膜，24小时后，再开始逐步降解、排出。在此期间，制剂中搭载的杀精剂（壬苯醇醚等）缓慢释放，发挥避孕作用。

1. 种类规格

目前市售的凝胶杀精剂有两个品种。

(1)壬苯醇醚(NP-9)凝胶杀精剂(图58):NP-9凝胶杀精剂的活性成分是壬苯醇醚,每次使用的含量为52.5毫克。有一次性使用的豪华包装,每盒3支,每次使用一枝;也有可使用20次的普通包装,每盒有一管如牙膏大小的凝胶杀精剂(20次使用量)和一个放置器。

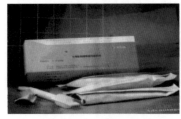 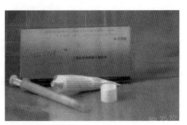

(a)一次性使用的豪华包装　　　(b)可使用20次的普通包装

图58　NP-9凝胶杀精剂

(2)苯扎氯铵(BZK)凝胶杀精剂(图59):其活性成分是苯扎氯铵,每次使用的含量仅18毫克。市售的苯扎氯铵凝胶杀精剂只有一次性使用的包装。

2. 使用技巧

参阅"外用杀精剂"胶冻剂的使用技巧(见本书42页)。凝胶杀精剂因包装的改进,比胶冻剂的使用更为方便。

3. 适用者和不宜使用者

除如下不宜使用者外,育龄夫妇均可选用。

(1)对杀精的活性成分(壬苯醇醚等)过敏。

(2)可疑生殖道恶性肿瘤。

(3)不规则阴道出血。

4. 专家点评

凝胶杀精剂,使用更为便利,其包装与胶冻避孕剂类似,放置方

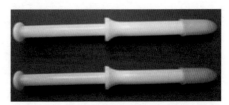

图59　苯扎氯铵凝胶缓释杀精剂

法也与胶冻剂一样,两种剂型都是放置后即有避孕效应,可立即行房事。然而,凝胶剂与胶冻剂最大的不同之处是避孕持续时间长,且不受体位影响。凝胶剂在放置后24小时内任何时间一次同房均有避孕效果;放置后可正常活动,还可洗淋浴,但不宜洗盆浴。因此,凝胶杀精剂的使用更为便利。

为什么凝胶杀精剂放置后避孕效果能维持较长时间、且不受体位影响?这是因为凝胶这种新型制剂的特性所致。凝胶杀精剂置入阴道后,可与黏膜细胞紧密黏附,形成一层保护膜。黏附的时间可维持24小时。在此期间,搭载在凝胶中的壬苯醇醚会缓慢释放出来,起杀精避孕作用。传统的杀精剂,如栓剂、片剂、膜剂和胶冻剂置入阴道后,虽然也能均匀分布,但仅能维持30~60分钟,且易受体位改变的影响而流出。

在咨询中常遇到这样的询问:凝胶杀精剂放置后能否在24小时内多次性交?不能!凝胶杀精剂放置后避孕效果能维持24小时,是指在24小时内任何时间一次同房有避孕效果。如需再次性交,就要再次放置。

临床研究资料显示,凝胶杀精剂和其他类型的杀精剂一样是十分安全的。并且,凝胶杀精剂因壬苯醇醚含量(52.5毫克)较低,局部刺激现象的发生率也会较低。苯扎氯铵凝胶避孕剂对阴道和子宫颈的刺激比壬苯醇醚制剂更小,能用于对壬苯醇醚过敏的妇女。国外有资料显示,24小时内重复使用4次凝胶杀精剂也是安全的。

凝胶杀精剂还有如下几个特点:①维持的有效时间长,可事先放置,隐秘性强,也免除了外用药具易产生的性交中断和精神紧张。②阴道润滑作用同样可维持24小时,能改善中老年妇女阴道干涩症。③放置后预防性传播疾病的功能也可维持较长时间。④因能在阴道内形成保护膜,对阴道炎有辅助治疗作用。⑤不油腻、不泄漏、不污染衣物。⑥能单独使用,也可和其他屏障法如避孕套等联合使用。

纯自然的受孕知晓法

　　古代印度农村曾使用一种"受孕识别彩珠链"，帮助妇女了解自己的月经周期。彩珠链依次穿起的红珠代表月经期，绿珠为易受孕期，白珠为安全期。可惜，这一科学的"受孕知晓法"并未产生它应有的效果。当时人们错误认为，移动珠子不仅可以跟踪月经周期，还可以加速或减慢月经周期的进程。如果他们想在不安全的日子里性交，只需将珠子往前移动到安全期就行。

　　目前，人们所采用的各种节育措施大多是用药、器具或药具结合，或采用一定的医疗手段（如结扎、会阴部压迫尿道等），这些统称为"供给避孕法"，俗称"人工避孕法"。所谓"受孕知晓法"，就是不用任何药具，也不施行医疗手段，而是根据妇女月经周期中出现的症状和体征，间接判断排卵过程，识别排卵前后的易受孕期，进行周期性禁欲，以达到避孕目的。因为受孕知晓法不用任何药具，是纯自然的避孕措施，以往就被称为"自然避孕法"。近年来，国际上普遍将之称为"受孕知晓法"。

　　当今世界，有一种崇尚自然、返璞归真的潮流，生育调节领域也不例外。因此，受孕知晓法已在100多个国家和地区里不同程度地被接受和使用。一般认为，采用受孕知晓法调节生育至少有4个优点：①不用任何药具，不需任何医疗手段，也就无任何可能的副作用。②需夫妇双方密切配合，因此不存在避孕问题上的"性别歧视"。③如果希望生育，可有意识选择在易受孕期间同房，获取最高妊娠机会，因此具有避孕和受孕双重功能。④不受社会、文化、宗教等背景的限制，能为最广大育龄夫妇所接受。

　　受孕知晓法是基于如下生殖生理理论：女性一个月经周期中仅发生一次排卵；卵子排出后能受孕的期限是12～24小时；精子进入女性生殖道后，

如果在良好的子宫颈黏液的庇护下可存活3~5天。因此,在女性的一个月经周期中,易受孕仅4~6天。如果能明确确定排卵日,那么在排卵前5天至排卵后1天避免同房,即可达到避孕目的。

一个月经周期中禁欲几天,夫妇一般都能接受,问题是如何判断排卵日。

现在我们有很多方法可以间接判断排卵,如计算日期、测量基础体温、阴道涂片检查、子宫内膜活检、激素测定、B超检查、女性的自我感觉和自身变化等,但能用于自然避孕法的,仅计算日期、测量基础体温、女性的自我感觉和自身变化等。根据这些间接判断排卵的方法,人们就发展了各种不同的受孕知晓法。

日程表法和安全期避孕法

人们很早就认识到,丈夫与妻子同房,有时候很容易怀孕,有时候又不容易怀孕。经过长期观察发现,通常在月经刚干净的几天里或在月经快要来潮的几天里同房不易受孕,尤其是月经快要来潮的几天里更为可靠。当时,人们认为,同房时男性排入女性身体中可以受孕的物质,一定是被女性来潮的经血冲走了,这种误解一直维持到现代生殖生理科学问世后,才得以澄清。因此,才出现了我们现在的日程表法和安全期避孕法。

日程表法(又称"日历节律法")和安全期避孕法成立的基本理论是:"月经规则的妇女,排卵通常发生在下次月经前14天左右时。"

如果一个妇女的月经周期是30天,月经来潮的第一天为周期的第一天。在这个周期中,可能的排卵日是下次月经前14天,即在本次月经周期的第16天左右(图60)。

如果一个妇女的月经周期是35天,可能的排卵日是月经周期的第21天左右(图61)。

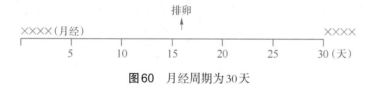

图60 月经周期为30天

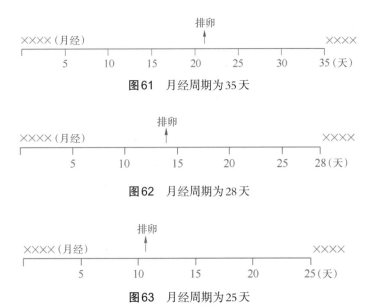

图61　月经周期为35天

图62　月经周期为28天

图63　月经周期为25天

如果一个妇女的月经周期是28天,可能的排卵日正好在月经周期的中间——第14天左右(图62)。

如果一个妇女的月经周期是25天,可能的排卵日在月经周期的第11天左右(图63)。

据此,世界上出现了很多推算易受孕期(俗称"危险期")和不易受孕期(俗称"安全期")的公式,其中最为流行的是改良奥吉诺公式和我国的安全期计算法;世界卫生组织介绍的日程表法是在改良奥吉诺公式基础上的进一步发展。

1. 改良奥吉诺公式的计算方法

根据以往6～12个月的月经周期记录,用如下公式计算:

最短周期(天数)－21天,向前是前安全期

最长周期(天数)－10天,向后是后安全期

例如:一个妇女过去的6个月中,最短的月经周期为28天,最长为32天;28－21＝7,32－10＝22。那么,这个妇女月经第1～7天是前安全期(表1),第8天是危险期的开始,第22天是危险期的结束,第22天以后至下次月

经来潮为后安全期。

表1　确定前安全期的计算（改良奥吉诺公式）

记录的最短周期	前安全期的最后一天	易受孕期的第一天
25	4	5
26	5	6
27	6	7
28	7	8
29	8	9
30	9	10
31	10	11
32	11	12
33	12	13
34	13	14
35	14	15

如果不知道自己最短周期的天数，开始时可以把月经周期的第1～5天作为前安全期，6个月后再用公式计算。如果近年来所有的周期都超过28天，那就可比较有把握地认为，周期第1～7天是前安全期。

2. **世界卫生组织介绍的日程表法**

如果我们按照改良奥吉诺公式进行周期性禁欲，就会发现一个月中没有几天可以同房。因此，世界卫生组织作出了适当调整。

根据以往6～12个月的月经周期记录，用如下公式计算：

最短周期（天数）－18天，向前是前安全期

最长周期（天数）－11天，向后是后安全期

同时建议：

（1）在易受孕期避免同房，或使用避孕套等避孕措施同房。

（2）每月调整易受孕期的估算，即在月经来潮时重新估算易受孕期；估算易受孕期时，总是使用最近6个月的周期天数。例如，一个使用者，2009

年1~6月积累了6个月的月经周期天数的资料,2009年7月开始使用日程表法。她在7月份月经来潮、估算易受孕期时,所用的最短周期天数和最长周期天数是基于1~6月份的资料。8月份,如果她继续使用日程表法,那么她在8月份估算易受孕期时所用的最短周期天数和最长周期天数则要基于2~7月份的资料。以后,以此类推。

3. 安全期避孕计算方法

(1)根据以往6~12个月的月经周期,确定平均周期天数,并预计下次月经来潮日。

(2)预计下次月经来潮日减14天,为假定排卵日。

(3)把假定排卵日的前5天和后4天(总共10天)作为危险期,要避免性交;其余日子则为安全期。

图64是月经周期平均为28天时,计算安全期的示意图。

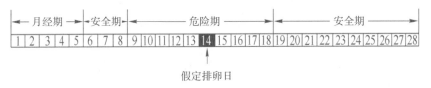

假定排卵日

图64 安全期避孕法示意图

4. 适用者和不宜使用者

(1)适用者:月经周期基本规则、无特殊情况的女性。

(2)不宜使用者:月经周期不规则或处于某个特殊阶段的女性,如产后、哺乳期、流产后、初潮后不久以及近绝经期等。

5. 专家点评

日程表法和安全期避孕简便、易行,有人使用多年也没发生意外,因此在群众中口口相传,有一定的影响力。然而,日程表法和安全期避孕在人群中普遍使用时,有效率仅80%左右。使用中失败率偏高和禁欲期较长,是这两种方法的不足之处。

使用日程表法和安全期避孕失败的原因主要是:①计算失误。②因禁欲时间较长，易产生侥幸心理，不严格遵守禁欲规则。③影响排卵的因素较多，如疾病、情绪紧张、环境变化、药物等。此外，即使妇女的月经周期规则，可预计排卵发生在下次月经前14天左右，但经常是波动在第10天至第16天之间，这就会造成一些找不到原因的意外妊娠，也就是我们常说的"安全期避孕并不安全"的原因所在。

如果你是日程表法或安全期避孕的使用者，希望能注意以下几点：①计算月经周期的天数，是从月经来潮的第1天起一直到下次月经来潮的前1天为止；月经来潮的第1天，为月经周期的第1天。②一旦发现计算失误，或未严格遵守禁欲规则，宜立即向医师咨询，必要时采取紧急避孕措施。③周期中如有其他事件发生，诸如疾病、焦虑、环境变化等，可能会引起排卵改变，宜加用避孕套避孕。

再介绍一种"标准日法"。

"标准日法"是一种简易的日程表法，只有月经周期在26～32天的妇女可以使用。如果一个妇女一年中有2个较长（>32天）或较短（<26天）的周期，此法的有效性就有所下降，这个妇女需选择其他方法。使用方法如下。

（1）月经来潮日为月经周期的第1天，即月经第1天，将其记录下来。

（2）月经周期的第8～19天为易受孕日，在易受孕期避免同房（或使用避孕套等避孕措施同房）。除此之外，均不易受孕日，即月经来潮后的第1～7天和第20天至下次月经来潮均为不易受孕日，可不采用避孕措施同房。

（3）使用者可用日历记录或"周期彩珠链"提示易受孕日和不易受孕日。

周期彩珠链由33颗彩珠和一个可在珠子间移动的小橡皮圈组成（图65）。33颗彩珠的排列为：第1颗彩珠红色，第2～7颗咖啡色，第8～19颗白色，第20～26颗咖啡色，第27颗黑色，第28～32颗咖啡色；第33颗不同于其他珠子，呈小柱状，为黑色。周期彩珠

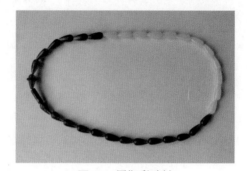

图65　周期彩珠链

链的使用方法如下。

1)月经第1天,将橡皮圈移至第一颗红珠上。

2)无论月经是否干净,每天将橡皮圈移至下一颗珠子上。

3)白色的珠子表示易受孕期,应避免同房或无防护措施的性生活。

4)如果橡皮圈尚未移至黑珠子(第27颗)时月经来潮,提示这次周期小于26天。

5)如果在橡皮圈移至小柱状黑珠子(第33颗)时月经还未来潮,提示这次周期大于32天。

博文互动（六） 用安全期避孕法却怀孕了

咨询者(女,32岁,文秘)： 生了一个小孩,要避孕,又不想吃药、打针。办公室的一位老大姐告诉我可用安全期避孕,她已用了多年,效果挺好。可我用了才半年就意外怀孕了,这是怎么回事呢?

医师 你的月经准不准?你是严格按照老大姐指导的方法做的吗?

咨询者： 挺准的,28～32天来1次,3～5天就干净了。我们平时性生活次数不是很多,是按照要求做的。不过,那个月孩子病了2次,搞得我挺烦的。

医师 原因就在于此。孩子生病,影响到了你到精神-神经系统,使平时有规律的排卵发生了改变,因而造成意外怀孕。

基础体温法

20世纪初,人们发现正常成年女性月经周期中,通过肛门或阴道测量的"基础体温"呈典型的"双相反应"(双相型),即在月经周期的前半期,基础体温处于较低水平,约为36.5℃;月经周期的后半期可升高0.2℃以上,通常可升高0.3～0.5℃,并一直维持到下次月经来潮(图66)。起先,人们利用这一特性作为观察女性有无排卵的指标;后来,又反其道而用之,发展了避孕用的"基础体温法",尤其在进一步发现了通过口腔测量的基础体温虽不如肛门(或阴道)测量那样稳定,但有着相同的趋势后。为了方便,现在基础体温的测量,几乎全都是口腔测量的温度。

所谓"基础体温"是指人体处于完全休息状态时的身体温度,也称"静息体温"。测量基础体温,一般在清晨醒来时进行。这种双相型变化,主要是排卵前后激素变化的影响所致。

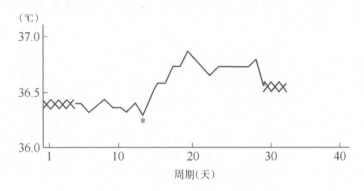

图66　月经周期中双相型基础体温

1. 使用规则

(1)基础体温处于升高水平3昼夜后为安全期(图67)。

(2)如果基础体温逐步上升,那么基础体温连续3天都高于上升前6天的平均体温0.2℃以上后为安全期(图68)。

2. 基础体温测量的注意点

(1)每天早晨测量基础体温,或至少在熟睡3小时后测量。

(2)测量前不要翻身、不要吃喝、更不要起来小便;睡前把体温表甩好、置床头柜或伸手可及处,避免测量前过多活动。

(3)测量基础体温宜置口腔舌下。

(4)要注意保持体温计清洁,可用70%或75%酒精棉球擦拭,也可用干净棉球或柔软卫生纸和冷开水擦拭。

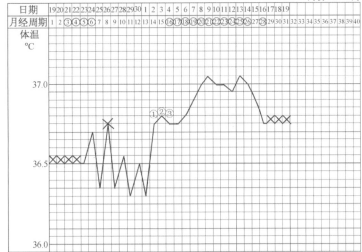

图67　基础体温直接上升

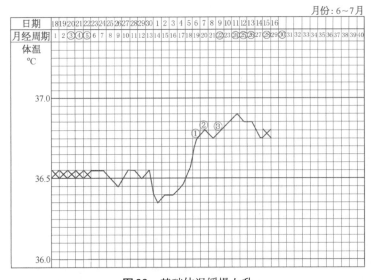

图68　基础体温缓慢上升

(5)每天测量的基础体温应在专门表格(图69)上记录(自己划表也行),并保持整洁;这是妇女了解自己的一个方法,几个月后便会感到很有意义。

(6)如果身体不适,如发热等,可使基础体温呈假上升状态,应在基础

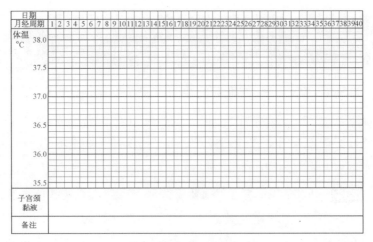

图69 基础体温记录表格

体温表格上注明,并应禁欲至热退后3天,再根据基础体温测量结果,决定禁欲与否。

3. 适用者和不宜使用者

(1)适用和不宜使用情况参见"日程表法"(见本书56页)。

(2)不能坚持测量基础体温者不能应用此法。

4. 专家点评

测量基础体温,可以提示排卵发生与否。

基础体温法比较可靠,但不如日程表法或安全期避孕那样简便,因使用者每天要测量体温并记录。单纯用基础体温法,在月经前半期基础体温上升前不宜性交,因不能确切知道体温何时上升,会有一定失败率。如果不能耐受月经前半期禁欲,则可加用日程表计算公式(见本书54页)或观察子宫颈黏液分泌(见本书69页)等,以避免意外妊娠。另外,有些无排卵周期,整个周期体温都未上升,使一些夫妇禁欲时间过长。有人认为,基础体温上升前有一低点,为排卵日(图66)。但是,并非所有基础体温上升前均会出现低点。其次,经大量临床观察和实验室研究分析,排卵可能发生在基础体温上升前,也可能发生在基础体温由低向高上升过程中的任何一点上。所以,测量基础体温很难预计排卵何时发生,但可以提示排卵已经发生。

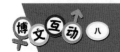 基础体温法需每天测量基础体温
并认真记录吗

咨询者(女,29岁,在职研究生)：我用基础体温法避孕已经2年了,每天都进行记录,没出现什么意外。我们一个同事也用这个方法,她说她不是每天测量,也不做记录,用得也很好。我是不是也可以不用每天都测量,也不用做记录呢?

医师 通常而言,使用基础体温法避孕需每天测量基础体温,并认真做好记录,尤其在开始的几个月内。养成习惯后,并不觉得麻烦。有些熟练使用者,从月经周期的第6天起,每天测量基础体温,待体温上升稳定后,后半周期可不必测量,一直至下个月经周期第6天再开始测量。这样简便的基础体温测量必须有3个条件：①周期在25天以上(25天以下者要从月经周期的第1天就开始测量)。②周期基本规律(周期之间变化不超过3天)。③对自然避孕法比较了解,已掌握了基础体温法的要领,而且记忆力不错。否则,容易失败。

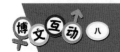 基础体温法避孕后月经延迟
是否怀孕

咨询者(女,27岁,商店营业员)：我是使用基础体温法避孕的。这个月的月经延迟了,我很担心,是不是怀孕了?

医师 应用基础体温法避孕,如果月经延迟了,先不要认为自己已怀孕而放弃任何避孕措施,因有可能是排卵推迟导致了周期延长。请你检查一下基础体温记录,是否体温上升比通常要迟一些。如果是迟了一些,那就耐心地从上升时起等待2周左右,看月经是否来潮。如果体温升高持续3周以上,则可能是怀孕了(图70)。

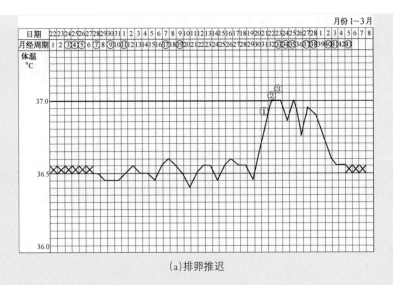

(a)排卵推迟

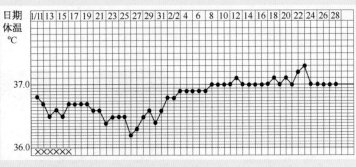

(b)意外妊娠

图70 应用基础体温法避孕，月经延期的两种情况

宫颈黏液法

　　20世纪50年代，澳大利亚有一位名叫比林斯的医生。他在临床实践中发现，正常成年女性每月除来一次月经外，在两次月经的中期，还会有大量宫颈黏液排出，犹如另一次月经状，只不过颜色是白的或是无色透明的。他把这种大量宫颈黏液的分泌称之为"白月经"。在随后的观察中，比林斯医生又发现，"白月经"与受孕关系密切。一些难以获孕的妇女，月经周期中往往缺乏"白月经"；一些妇女有意在"白月经"分泌阶段同房，很容

易妊娠;又有一些妇女,避开"白月经"同房,就能成功地避孕。于是,他邀请当时世界上最著名的妇科内分泌专家布朗教授对这一现象进行深入的研究。经过2年的实验和临床观察,布朗教授对此作出了科学的结论:妇女月经周期中宫颈黏液的变化,与排卵过程密切相关;正确观察宫颈黏液的这些变化,判断排卵过程,与激素测定的结果几乎完全一致。就这样,一种崭新的受孕知晓法——宫颈黏液法诞生了。由于这种方法是以比林斯医生为主而创立的,所以也被称为"比林斯法";而比林斯本人则把这种方法称为"排卵法"。

生殖生理学的研究发现,女性子宫颈管内约有400个类似分泌黏液的腺体单位——隐窝(隐凹)(图71),正常育龄妇女每天产生20~60毫克宫颈黏液;月经中期增加10倍以上,每天可高达700毫克。比林斯医生经过观察和实践认为,女性观察宫颈黏液的这种周期性变化,可明确判断自己的易受孕期和不易受孕期。

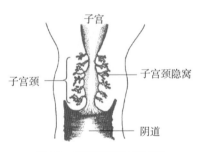

图71 子宫颈隐窝(隐凹)

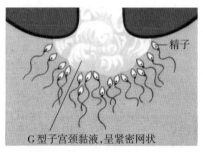

图72 G型子宫颈黏液,干燥感

布朗教授的研究又发现,子宫颈黏液的变化与激素测定的结果几乎完全一致。

(1)卵巢中滤泡发育早期,雌激素分泌量少,子宫颈分泌G型黏液,女性感到外阴干燥。G型黏液结构呈紧密网状,封闭宫颈口(图72)。

(2)随滤泡不断发育,雌激素分泌量增加(平均在排卵前6天左右),子宫颈黏液逐渐以L型为主,女性外阴有潮湿感,但比较黏稠。L型黏液比G型黏液稀薄,呈松散网状(图73)。

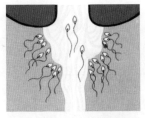 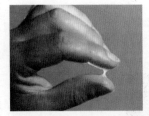 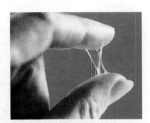

(a)L型子宫颈黏液,呈松散网状　　(b)L型子宫颈黏液外观(早期)　　(c)L型子宫颈黏液外观(晚期)

图73　L型子宫颈黏液,潮湿感,但比较黏稠

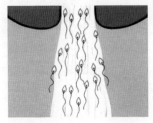 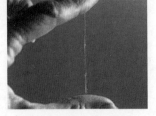

(a)S型子宫颈黏液,呈胶束状　　　　(b)S型子宫颈黏液

图74　S型子宫颈黏液,潮湿,滑溜感

(3)滤泡发育近成熟,雌激素大量分泌,子宫颈黏液量也大大增加,并开始分泌S型黏液。S型黏液的结构为胶束状,能为精子提供上行通道。一定比例的S型和L型黏液,外观如生蛋清,透明而富有弹性,女性外阴有潮湿、滑溜感(图74)。

(4)约排卵前37小时,雌激素分泌达高峰,触发垂体分泌黄体生成素(LH),形成LH高峰。LH峰(约排卵前17小时)几乎与子宫颈"黏液峰日"(平均在排卵前14小时)一致。所谓"黏液峰日",并不是指黏液量最多、感觉最潮、最滑的那天,而是指有潮湿、滑溜感的最后一天。峰日后,子宫颈黏液突然变得黏稠或突然变得干燥,便能回忆确定昨天是峰日(图75)。

(5)排卵后一天,S型和L型黏液分泌迅速减少,子宫颈管下部隐凹分泌G型黏液,封闭宫口,女性外阴突然感觉干燥。

(6)黄体期,子宫颈黏液分泌量大大减少,又以G型为主,女性重新感到干燥。

下一周期,又会出现上述变化和感受,循环往复。

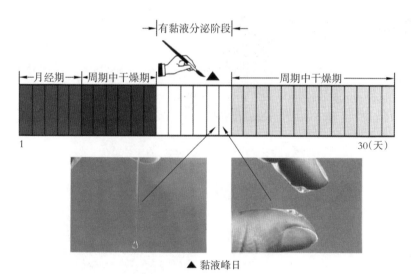

▲ 黏液峰日

图75 峰日后子宫颈黏液突然变得黏稠或干燥

1. 子宫颈黏液观察的要领

(1)主要依靠外阴感觉:首先要分辨是"干"还是"湿";如果是"湿",还要进一步区分是"黏"还是"滑"。女性可用自己的皮肤和嘴唇来开始体验感觉。用手指摩擦前臂皮肤,体验干燥;用手指蘸水,摩擦前臂,体验潮湿;再用手指蘸些肥皂水,摩擦前臂,体验滑溜。同样,先微微张开嘴唇,用嘴呼吸几下,使嘴唇干燥,然后两唇相互摩擦,体验干燥;用舌湿润嘴唇再摩擦,体验潮湿;用唇膏搽抹后摩擦便可体验滑溜。

(2)开始时可配合视觉进行:利用小便前、洗澡前,用手纸擦拭外阴后看看纸上的黏液是否与感觉一致。熟练后可完全凭感觉观察。每天观察3～4次,至临睡前把最易受孕的特征用符号记录下来。例如,一个妇女早晨感到干燥,下午感到湿而黏,那么这天的宫颈黏液是湿而黏的;如果早晨感到湿而滑,下午感到干燥,那么这天的黏液不能算干燥,只能算湿而滑的。

(3)体会子宫颈黏液性质可在日常生活和工作中进行:如走路时、上下班的路上、工作中和做家务时。但不宜恰在性交前体验,因性交前爱抚、拥抱、接吻等产生性冲动,前庭大腺分泌液体、润滑阴道口。此时体会,总是潮湿的,会影响体会。

2. 子宫颈黏液感觉的记录

子宫颈黏液感觉的记录，要力求简便。使用比林斯法的夫妇可自己创造一些符号和设计某种表格来进行记录。图76是一种世界上已普遍接受的、简单的记录表格及记录符号，供参考使用。

近年，已有一种"子宫颈黏液取样器"和"月经周期记录盘"面市（图77）。使用这套取样器和记录盘在月经周期不同阶段，取子宫颈黏液观察和进行记录，甚为方便（图78）。子宫颈黏液取样器在刚开始学习比林斯法阶段，或者妇女之间相互传授比林斯法的过程中，配合视觉进行子宫颈黏

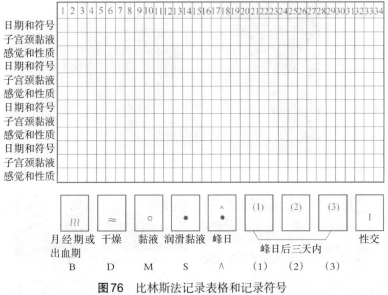

图76 比林斯法记录表格和记录符号

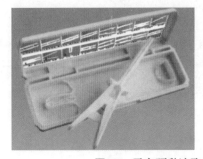
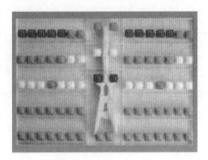

图77 子宫颈黏液取样器和月经周期记录盘

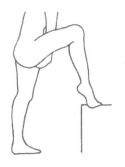

(a)取样姿势:立、蹲、卧

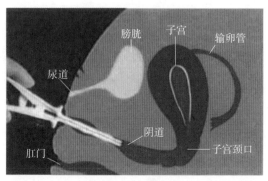

(b)取样示意图

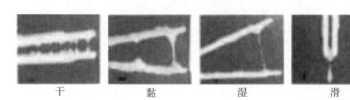

干　　　黏　　　湿　　　滑

(c)几种典型的取样结果

图78　用子宫颈黏液取样器取样观察

液分泌的体验,是有帮助的。已熟练掌握比林斯法者,完全可以仅凭感觉进行观察。月经周期记录盘则恰巧相反,初学者还是以划表形式,进行记录为好,这样可以积累资料,对自己的月经周期有个认识。熟练使用者,可免去划表记录的麻烦,有使用价值。

3. **使用规则**

　　女性在能体会到宫颈黏液分泌的性状后,可利用比林斯法的规则进行避孕或获孕。

（1）获孕规则：在周期中有黏液的日子里性交，尤其是在黏液呈清亮、富于弹性和润滑感时性交（图79）。获孕规则仅适用于身体（尤其是生殖系统）无器质性病变的不孕夫妇。

（2）避孕的早期规则：月经期、阴道流血期避免性交（图80）；干燥期可

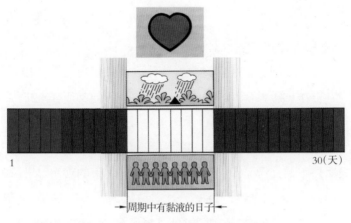

图79　在周期中有黏液的日子里同房

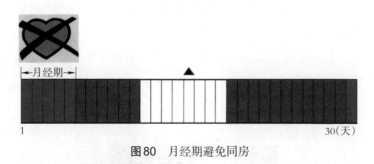

图80　月经期避免同房

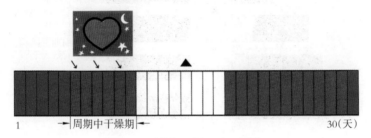

图81　干燥期可隔天晚上同房

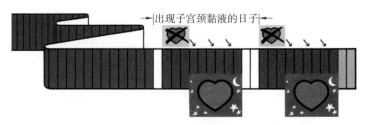

图82 出现宫颈黏液要禁欲至重新干燥的第4天晚上

隔天晚上性交(图81)；一旦出现子宫颈黏液就要禁欲，直至重新干燥三整天后(即第4天晚上)才能性交(图82)。

月经期性交不利于健康，可能意外妊娠，常见于短周期。在短周期里，往往月经刚干净(或月经干净前)就有子宫颈黏液分泌而临近排卵，经血会掩盖子宫颈黏液的分泌(图83)。阴道流血期性交，也可能意外妊娠，因两次月经间阴道流血，与排卵期出血不易鉴别，此时性交很可能发生妊娠。

干燥期是不易受孕阶段。女性只有经过一整天的观察，才能确认这天仍处于干燥期，所以只能晚上性交。性交后第2天上午，精液、阴道分泌物等会从女性生殖道流出，与子宫颈黏液不易区分，故只能隔天晚上进行。

出现子宫颈黏液，标志着进入"危险期"，应避免性交。长周期的前半阶段或无排卵周期，往往会干、湿感觉交替出现，为保证不至于意外妊娠，须待重新干燥三整天后，第4天晚上才能性交(图82)。

(3)避孕的峰日规则：确定峰日后第4天起至下次月经来潮是不易受孕期，无论白天和晚上都能性交(图84)。

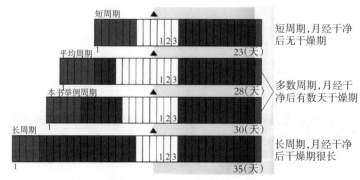

图83 短周期月经刚干净，即有宫颈黏液分泌

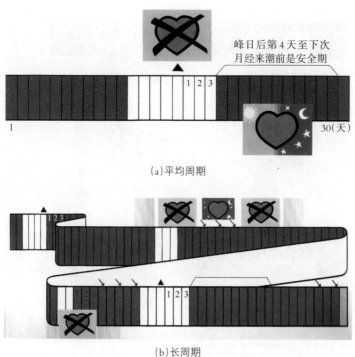

(a)平均周期

(b)长周期

图84 峰日规则

峰日,平均发生在排卵前14小时。约40%妇女,峰日发生在排卵前一天;约30%,峰日出现在排卵当天;约不到30%,峰日出现在排卵后一天;极少数妇女,峰日出现在排卵后二天。峰日后三天,所有妇女均已发生排卵,且排卵后超过24小时,卵子已失去受精能力。因此,从峰日后第4天起至下次月经来潮是安全期;无论白天、晚上都能性交,而且可以连续性交。

(4)基本不孕型黏液规则:在某些情况下,妇女会感到外阴总是潮湿的。这种情况常见于哺乳期。子宫颈黏液可以像白色乳胶状、水状或糊状,有时在外阴或内裤上会结成薄片。如果这样的宫颈黏液在分泌的量、性状以及产生的感觉上均是持续不变的,并已观察了2周,那么这类子宫颈黏液属于"基本不孕型黏液"。基本不孕型黏液分泌阶段相当于干燥期。

处于这类子宫颈黏液阶段的妇女,可以隔天晚上同房。基本不孕型子宫颈黏液一旦在分泌的量、性状或自我感觉上有所变化(三者中有一项发

71

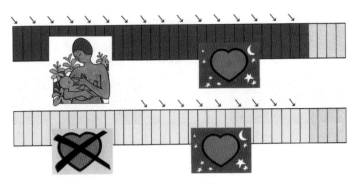

（a）完全哺乳时,处于基本不孕型子宫颈黏液分泌阶段（或干燥期）,可隔天晚上同房

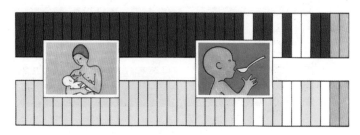

（b）一旦增加辅食,基本不孕型宫颈黏液发生变化,要禁欲

图85　基本不孕型黏液规则

生变化）,即要禁欲,一直至这类子宫颈黏液重新出现的第4天晚上才能同房。图85是哺乳期基本不孕型宫颈黏液的一个典型例子。

4. 适用者和不宜使用者

（1）比林斯法能在各种情况下应用,尤其适应于新婚期、原使用安全期避孕者和对现有避孕措施有不良反应者。

（2）处于特殊阶段的妇女,如产后、流产后、近绝经期、周期不规则或停用其他避孕措施者,使用此法有一定困难,需特殊指导,属慎用范围。

（3）不能坚持观察子宫颈黏液者不宜使用。

用比林斯法避孕失误

咨询者(女,26岁,工人): 应用比林斯法11个月,这次怀孕了。

医师 你们确实在有黏液分泌的日子里没有同房吗?

咨询者: 是的。那天,他想来,我说不行。后来,我们就象征性地在一起。他排了,没进去,在外面。

医师 唉,怪我疏忽了,没和你们讲清楚。比林斯法中的"禁欲",包括禁止夫妻间外生殖器相互接触。如果你们隔着衣裤,就不会意外怀孕了。

从避孕的角度而言,在易受孕期,外生殖器的相互接触,也是有可能怀孕的。有些夫妇,处于易受孕期,只是相互拥抱和外生殖器相互接触,排出的精液虽仅在阴道口,但精子却能顺着易受孕型黏液逆流而上,致妻子受孕。这种现象在30岁以下的夫妇中并不罕见,国外也有类似报道。

遵循比林斯法早期规则避孕失误

咨询者(女,34岁,中学教师): 我是遵循早期规则的,还是怀孕了。

医师 (仔细地看着记录表) 啊,是这一天,你们在一起怀孕的吧!

咨询者: 是啊!那天,我在家批作业。他出差回来了。我们好几天没见面。我们就在一起了。

医师 那天你确信没有宫颈黏液分泌?感觉是干的?那天你们什么时候在一起?

咨询者: 下午。是干的。

医师 问题就在于此。我碰到过好几个像你这样的情况。你想想,早期规则说,只有观察一整天,无宫颈黏液分泌,才可确认是干的。你在下午就在一起了。本来那天傍晚,或者晚上,就可能有黏液分泌,因那天已经是你上两个周期有黏液分泌的日子了。

咨询者:可我以前也有过不到晚上就在一起的事情,也没失败啊。

医师 那你是幸运。看来,你这次失败是迟早的事。下次注意吧!

使用比林斯法时,一些所谓"遵循"早期规则发生意外妊娠的夫妇中,绝大多数并未严格遵循早期规则。常见的原因除上述的夫妇一方出差归来,未等到晚上,下午即行房事,尽管那天妻子从早上至下午一直是干燥的,易意外妊娠外,还有:

(1)在干燥期未严格遵循隔天晚上同房,而在同房第2天下午感到干燥,晚上再次同房。

(2)在月经期的最后一天同房,即月经量已很少,但尚未彻底干净时同房。

(3)已熟练掌握比林斯法,产生"麻痹"思想:认为十分简单,未认真做好观察与记录,凭"回忆"来定能否同房,招致不必要的意外妊娠。

(4)夫妇性欲旺盛,明知不能同房,采用体外排精法或避孕套等方法同房。

严格讲,这种失败应归属于体外排精法或避孕套失败。

真正遵循早期规则而发生的意外妊娠虽然有,但很少发生,偶见于最后一天干燥期晚上同房时。为避免这种现象发生,应用早期规则的第2条时(干燥期隔天晚上同房),夫妇同房应尽量避免最后一天干燥期同房。

博文互动 十一 峰日后三天同房为啥怀孕

咨询者(女,43岁,销售经理):我在峰日后三天同房,想不到怀孕了。

医师(仔细地看着记录表) 你确定那天是峰日?

咨询者：确定，那天黏液最多，清凉、透明，我还试了一下，拉丝拉得可长了，我从来也没见到自己还有那么长的拉丝，嘻嘻。

医师 唉，你搞错了。峰日，是你有潮湿、滑润感的最后一天。峰日后，你马上会发觉黏液性状突然改变了。也就是说，突然变得干燥或黏稠。有些人，峰日那天可能是黏液最多，清凉、透明，拉丝反应最长；但很多人不是。你是对峰日的概念没有搞清楚啊！

比林斯法（宫颈黏液法）的问世，是自然避孕法（受孕知晓法）领域的一大进展。它突破了日程表法、基础体温法使用范围的限制，几乎所有育龄夫妇都可使用，而且正确使用的效果也令人满意。综合文献报道，比林斯法的避孕有效率达95%以上，方法学失败（严格按规则而意外妊娠）不超过5%。愿意接受比林斯法的夫妇，经自然避孕法正规指导，大多在1个月内可基本掌握观察黏液变化和使用规则；在3个月内可完全掌握。掌握该法后，1年以上的续用率超过90%。

然而，与日程表法、基础体温法相比，除使用者更加需得到配偶的理解和配合外，比林斯法很少能无师自通，使用者需接受正规、系统培训。在使用过程中，需要掌握的知识和注意的事项也要多一些。例如，对峰日定义的误解，以致禁欲时间与真正峰日后的三整天不尽一致，发生了意外妊娠。

运用峰日规则时，其他常见的失误还有：①在峰日后三天内同房，明知是危险期，因自制力较差，采用体外排精或避孕套，这样的意外妊娠实际上应算体外排精法或避孕套的失败。②"严格"遵循峰日规则，以小时计算。有些夫妇，在峰日后第三天晚12时同房，结果意外妊娠。

通常，严格遵循峰日规则，几乎无失败的例子。为使一些似是而非的情况避免意外妊娠，应提倡峰日规则"宁晚勿早"，即把峰日规则中"峰日后第四天起同房"改为"峰日后第四天晚上起同房"。这样，安全系数就更大些。

此外，还有些特殊情况，如初学者未真正掌握观察峰日的要领，容易发生观察错误；工作紧张、劳累、情绪波动等,可使峰日症状不明显,造成观察困难等。如遇到这些情况,就要应用早期规则,不宜用峰日规则。

5. 症状体温法

随着排卵,女性会出现一些与之相关的症状和体征,如子宫颈黏液分泌、两次月经中间乳房触痛、下腹疼痛或"沉重感"、腰痛、阴唇水肿、排卵期出血,以及接近排卵时宫颈变软、位置上升、宫口开放、排卵后宫颈变硬、位置下降、宫口关闭等(图86)。以测量基础体温为主,再结合这些症状(有的还结合日程表法),便为"症状-体温法"。

使用方法如下。

(1)测量基础体温并进行记录(详见基础体温法,本书59～60页)。

(2)在基础体温记录表格上记录自己随排卵过程而出现的最明显的症状,如子宫颈黏液分泌或子宫颈位置变化等。

(3)月经周期前半期,以观察其他症状为主(因基础体温不能预告排卵何时发生)。例如:观察有无子宫颈黏液分泌,并遵循有关规则进行房事或禁欲(详见本书69～70页子宫颈黏液法中"避孕的早期规则");或用"最短周期(天数)-21天"决定前安全期(详见日程表法,本书54～55页)。

(4)基础体温上升后,以基础体温为主判断是否进入安全期(详见基础体温法,本书59～60页)。

(5)当基础体温上升过程中,与所观察到的症状不相一致时,应以提示尚处于易受孕期的症状为主。例如,如果基础体温已处于升高水平的第一天,而妇女仍感到外阴潮湿而滑溜,则要等到这种湿润感消失才算真正的第一天;因有时基础体温会呈现假上升。

一般认为,症状-体温法避孕效果很好,但不方便。应用此法需对自然避孕法的各种方法都十分了解,还得每天坚持测量基础体温和观察身体症状或体征的变化。但也确有一些夫妇,多年来一直愿意使用此法。

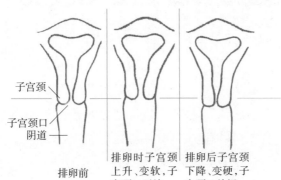

子宫颈

子宫颈口
阴道

排卵前

排卵时子宫颈
上升、变软，子
宫颈口开放

排卵后子宫颈
下降、变硬，子
宫颈口关闭

子宫颈	1	2	3	4	5	6	7	8	9	10	11	12	13	14	15	16	17	18	19	20
闭—开							F	F	S									F	F	
低—高									○	○	○	○	○	○	○	○	○	●	●	
硬—软							●	●	S	S	S	S	S	S	S	S	S	S		
（F—S）																				

F：硬 S：软 ●：子宫颈口关闭状态 ○：子宫颈口开放状态

（a）周期中子宫颈变化的示意与记录

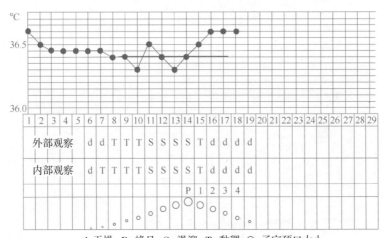

	1	2	3	4	5	6	7	8	9	10	11	12	13	14	15	16	17	18	19	20	21	22	23	24	25	26	27	28	29
外部观察			d	d	T	T	T	S	S	S	T	d	d	d	d														
内部观察			d	T	T	T	T	S	S	S	T	d	d	d															

d：干燥 P：峰日 S：滑溜 T：黏稠 ○：子宫颈口大小

（b）子宫颈变化与基础体温的一致性

图86 周期中子宫颈的变化

博文互动 十二　症状体温法成功应用的典范

陈女士,32岁,平时月经周期很长,最短周期40天。用日程表法的改良奥吉诺公式计算,40-21=19,周期第19天前是安全期。在这个周期中,第13～16天她未与丈夫同房,因有子宫颈黏液分泌。周期第19天后,处于"危险期"。周期第31天,基础体温上升;周期第33天,体温上升第三天;周期第43天,月经来潮(属于下个周期第一天)。周期第33～42天,她与丈夫恢复正常性生活(图87)。

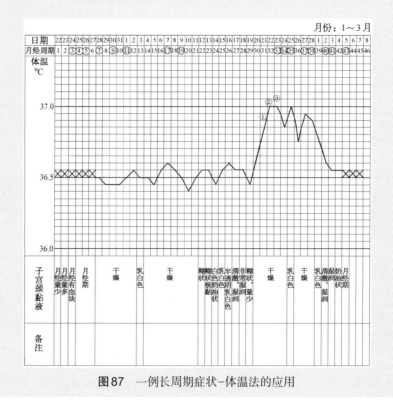

图87　一例长周期症状-体温法的应用

6. 二日法

二日法是一种简易的宫颈黏液法。如果妇女有阴道炎症或其他可引起子宫颈黏液发生变化的情况,此法的使用会有困难。使用方法如下。

（1）每天下午和/或晚上用手指、内裤或手纸了解有无子宫颈黏液的分泌。当然，有无子宫颈黏液的分泌也可以通过阴道内和阴道周围的感觉来确定。

（2）一旦发现有子宫颈黏液，无论黏液的性质、颜色和黏稠度如何，即认为这天和次日是"易受孕期"。

（3）在易受孕期避免同房，或使用避孕套等避孕措施同房。

（4）连续2个干燥日后为不易受孕期，如果第3天仍然无黏液分泌，就可恢复不采用避孕措施的性生活。

哺乳闭经避孕法

秋日的午后，一个仅7户人家的小山村，几个妇女坐在阳光下边纳鞋底边聊天，几个小孩在屋前的空地上玩耍。忽然，一个小男孩跑向一个妇女。那个妇女解开衣襟，小男孩吮吸着奶头……

这是发生在我国大规模开展计划生育前的若干年里，很多农村情况的真实写照。在科学的避孕方法得到普及前，我国农村利用延长哺乳时间来间隔生育相当普遍。

哺乳本身不能作为一种正式的计划生育方法。通常，并不主张单纯依靠哺乳来进行避孕。但是，"哺乳闭经避孕法"是一种经科学研究和临床试验发展起来的、能在一段时间内使用的避孕方法，得到世界卫生组织的推荐。哺乳闭经避孕法使用者随着哺乳时间的延长，必须辅用其他方法。

1. 使用方法
按如下的"哺乳闭经避孕法示意图"（图88）使用。

2. 适用者和不宜使用者
仅限产后6个月内、纯母乳喂养（或几乎纯母乳喂养）者使用。所谓"纯母乳喂养"，是指仅仅给孩子吃母乳，不增加任何食品和水。所谓"几乎纯母乳喂养"，是指给孩子吃母乳，加少量的水，但不增加其他食品。

哺乳闭经避孕法三项观察指标

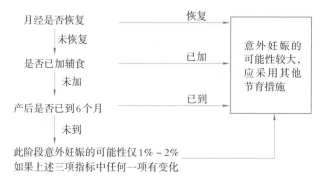

图88 哺乳闭经避孕法使用示意图

3. 专家点评

哺乳闭经避孕法，有利于母婴保健。现代医学证实，吮吸刺激，抑制"下丘脑－垂体"促性腺激素释放激素和促性腺激素的释放，导致滤泡发育不良、无排卵或黄体不健(图89)，因而可以避孕。

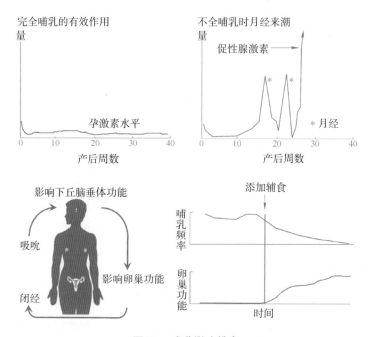

图89 哺乳影响排卵

在大量人口统计、流行病学和生理学研究中发现:产后6个月内,如果是纯母乳喂养(或几乎纯母乳喂养),并且月经尚未恢复,那么意外妊娠的可能性在2%以下。

采用哺乳闭经避孕法者,主要的注意事项是:如发现三项观察指标中有一项发生变化(或更早一些时),就需采用其他节育措施,如:屏障避孕(包括外用杀精剂),比林斯自然避孕法,宫内节育器或绝育术等。有的学者认为,哺乳期加用屏障避孕比单纯哺乳期闭经避孕法更为理想。

有资料表明,提倡哺乳闭经避孕法可提高人群中母乳喂养率和延长纯母乳喂养时间,有利于母婴保健和计划生育。

其他

1. 体外排精

《旧约全书·创世纪》第38章:古希伯来人犹大的长子珥刚刚结婚,还没留下一子半女便撒手西归,撇下年轻的妻子塔玛独守空房。遵照古希伯来人"兄终弟及"的习俗,犹大吩咐次子俄南与塔玛同房,为亡兄续后。

俄南知道生下的儿子不归自己,不愿尽此义务,因而每当与寡嫂同房时,都把精液遗在地上。不久,俄南也死了。然而,俄南的名字不仅派生出一个英语单词"onanism",即"交媾中断"(或"手淫"),而且形成了一种避孕方法——"体外排精"。

体外排精是最古老的避孕方法之一。当人类隐约感觉到精液与受孕有一定联系之后,就可能采用这种方法了……

(1)使用方法:同房中,男性有射精感时,及时撤出,将精液排在阴道外。通常,宜将精液排在事先准备好的毛巾或软布上。采用此法者宜先戴避孕套练习数次,掌握要领后再正式使用。

(2)此法虽然简便,但并不推荐。

几乎所有夫妇均能采用这种古老的方法,简便而又不影响性生活中生殖器官互相摩擦的快感;但掌握不好容易失败,主要原因是:① 高潮前,男性可能已有少量精液流出。②男性撤出不及时，或男性撤出时女性不配合。

多数计划生育工作者不推荐使用这一方法，因为此法易使男性在性交中产生情绪紧张，也容易失败。然而，如手头一时缺乏其他避孕措施时，就聊胜于无了。如要使用，需要注意：①性高潮前，男性撤出要及时，女性也要配合。②排精时要离开女性外阴，避免因精液沾染外阴或阴道口而发生意外妊娠。性生活中，因女性宫颈黏液流出，即使精液仅沾染外阴或阴道口，未排入阴道，精子也会顺宫颈黏液上行，与卵子相会而致受孕。③可能影响性生活最后的圆满，但可用性交后互相爱抚等后嬉来弥补。

2. 逆行射精

逆行射精也称"会阴部尿道压迫"，严格讲并不属于自然避孕法类。此法在民间流传来自古代性保健的误区。我国古代房中术认为，尿道压迫法可使精液上行达到人脑，起滋补作用，称之为"还精补脑"。现代解剖、生理学知识告诉我们，上述操作只能使精液流入膀胱，随小便排出，根本不可能到达脑部，也无滋补作用可言。

（1）使用方法：性交中，男性在有射精感时，用示、中两指，从阴囊和肛门之间，向耻骨方向紧紧压迫，等搏动完全停止后（约1分钟），再放松，同时将阴茎撤出（图90）。手指压迫尿道，使尿道分成前、后两个部分，暂不通畅。精液不能到前部尿道，逆行射向膀胱，以后随尿排出。

（2）使用注意点：简介如下。

1）采用此法者也宜先戴避孕套练习数次，掌握要领后再正式使用。

2）逆行射精有一定的失败率，因需掌握压迫要领；也需及时撤出阴茎，否则放松后尿道内精液有可能再流入阴道。

3）此法并不符合生理情况，精液反复逆流入膀胱，对膀胱颈可能有刺激作用，易发生性交后尿频现象。

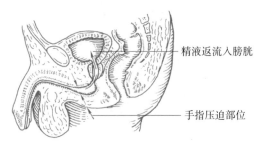

精液返流入膀胱

手指压迫部位

图90　会阴部尿道压迫示意图

（3）适用者和不宜使用者：通常不推荐此法。仅适宜于手头无其他避孕药具时应急使用。

药物避孕，生育调节领域的革命

避孕药的发展走过一段漫长的道路……

4000多年前，我国就有人用铅、汞等给妇女进行抗生育。

2000多年前，古希腊人用一些植物籽来避孕。其中，有一种名叫"安妮女王花边"的野胡萝卜籽，当时似乎用得较为广泛。以致近数十年，还有人在进一步研究野胡萝卜籽，希望能将其发展成为一种现代的避孕药。

中世纪，西方国家妇女为了预防非意愿妊娠，服用铜、铅、砷、士的宁（番木鳖碱，是由马钱子中提取的一种生物碱）等，常有致死现象。

到了18世纪，国外有人发现，用河狸睾丸浸酒喝，可以避孕。我们现在知道，这种避孕作用主要是河狸睾丸中含有雄激素——"睾丸酮"的缘故。

20世纪30年代，有人了解到，生活在墨西哥的一个印第安人部落中，一直用一种薯蓣类植物避孕，效果相当稳定。

公元1953年，美国人平克斯（Pincus）和张明觉（华裔），受印第安人部落使用薯蓣类植物避孕的启发，从300多种药物中筛选出2种有效的孕激素——"异炔诺酮"和"炔诺酮"。于是，这2种孕激素在北美生产为正式的避孕药。平克斯和张明觉也因此而被称为"现代避孕药之父"。

20世纪50年代，甾体激素避孕药（简称"激素避孕药"或"避孕药"）的问世，是人类计划生育科技的一个重大突破，被称之为"生育调节领域中的一次革命"。据估计，目前全世界有7000万～8000万育龄妇女采用避孕药作为节育措施。

避孕药的范畴很广，品种繁多，一般可分为以下六类：短效口服避孕药、长效口服避孕药、探亲避孕药（速效避孕药）、紧急避孕药、长效避孕注射剂（包括复方长效避孕针和单纯孕激素避孕针）、缓释系统避孕药（或称"避孕药缓释制剂"，包括皮下埋植剂、阴道避孕药环和透皮避孕贴剂等）。

因长效口服避孕药目前服用的人数甚少，国家人口和计划生育委员会有关职能部门已停止收购这类产品，本书不作介绍；紧急避孕药在分类上也可属于事后避孕范畴，我们将在后面有专门章节介绍；这里主要涉及四类：短效口服避孕药、探亲避孕药、长效避孕注射剂和缓释系统避孕药。

短效口服避孕药

平克斯和张明觉的研究成果在北美生产时，因未提纯，混进了少量杂质。又因检验不严，就进入了临床应用。科学家一向严谨，要求厂方提纯。意想不到的事情发生了：原先不纯的避孕药临床效果很好；而在服用这种提纯的避孕药期间，有相当一部分妇女出现不规则出血；将其恢复到原来不纯状态，不良反应的发生率又下降了。科学家不得不为之进行深入的研究。结果发现，混入的杂质是少量的雌激素。于是，人们开始在避孕药中有意识地加入少量雌激素。现在人们已认识到，雌激素不但有控制月经周期的功能，也同样具有很好的避孕作用。雌、孕激素匹配，似乎是"黄金搭档"。因此，现在我们应用的避孕药，大多是含有孕激素和雌激素两种成分的复方制剂。

短效口服避孕药，是女性在一个月经周期中需连续服用21天或22天的一类避孕口服制剂。服药1个月，避孕1个月；漏服和停服，均可能发生意外妊娠，故此得名。在所有避孕药中，短效口服避孕药是使用得最多和最广泛的一类。

1. 常用种类

目前，我国常用的短效口服避孕药主要有：复方炔诺酮片（1号片）、复方甲地孕酮片（2号片）、复方炔诺孕酮（18甲基炔诺酮短效片）、复方左炔诺孕酮（左旋18甲基炔诺酮）短效片、复方去氧孕烯（地索高诺酮）片（妈富

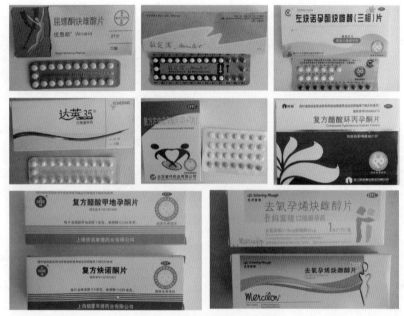

图91　各种短效口服避孕药

隆)、复方孕二烯酮片(敏定偶)、复方醋酸环丙孕酮片(达英-35)、屈螺酮炔雌醇片(优思明)和国产三相片(图91)。

短效口服避孕药进入女性身体后,主要通过四个环节发挥避孕作用。①抑制排卵:服用避孕药后,多数妇女排卵停止,但仍有月经来潮。②增加子宫颈黏液的黏稠度:服用避孕药后,女性子宫颈黏液分泌减少,黏稠度增加,能阻止精子进入子宫腔,不让精子与卵子相遇。③影响子宫内膜发育:服用避孕药的周期中,子宫内膜往往发育不良,呈很薄的状态。即使精子与卵子相遇受精了,这样的子宫内膜也不利于受精卵着床,犹如贫瘠的土地不能使种子发芽、生长一样。④影响精子获能。

2. 服用方法

不同的短效口服避孕药(表2),服用方法也不尽一致,应根据所用避孕药的说明书或在医师指导下服用。这里介绍的是,常用短效口服避孕药三种不同的服用方法。

(1)国产短效口服避孕药1号片、2号片、复方炔诺孕酮短效片和复方

表2　各种短效口服避孕药的名称、成分和剂型

名称	成分		剂型
	雌激素含量(毫克)	孕激素含量(毫克)	
复方炔诺酮 (口服避孕片1号1/4量)	炔雌醇0.035	炔诺酮0.625	片剂、纸剂、滴剂 每板22片
复方甲地孕酮 (口服避孕片2号1/4量)	炔雌醇0.035	甲地孕酮1.0	片剂、纸剂、滴剂 每板22片
复方炔诺孕酮	炔雌醇0.03	炔诺孕酮0.3	片剂每板22片
复方左炔诺孕酮	炔雌醇0.03	左炔诺孕酮0.15	片剂每板22片
复方去氧孕烯(妈富隆)	炔雌醇0.03	去氧孕烯0.15	片剂每板21片
复方孕二烯酮(敏定偶)	炔雌醇0.03	孕二烯酮0.075	片剂每板28片： 其中21片(白色) 为避孕药,另7片 (红色)不含激 素,为提示片
复方醋酸环丙孕酮(达 英-35)	炔雌醇0.035	醋酸环丙孕酮2.0	片剂每板21片
屈螺酮炔雌醇片(优思明)	炔雌醇0.03	屈螺酮3.0	片剂每板21片
国产三相片 第一相	炔雌醇0.03	左炔诺孕酮0.05	片剂6片(黄色)
第二相	炔雌醇0.04	左炔诺孕酮0.075	片剂5片(白色)
第三相	炔雌醇0.03	左炔诺孕酮0.125	片剂10片(棕色) 每板21片

左炔诺孕酮短效片:这四种口服避孕药均从月经周期的第5天开始,每晚1片,连服22天,不能间断。如果当晚漏服,次晨必须补服一片,以免发生突破性出血或意外妊娠。通常在停药1～3天月经来潮,月经第5天,开始服下一周期药片。如果停药7天月经未来潮,应开始服下一周期的避孕药。如果连续停经2个周期,应向医师咨询,检查停经原因。可在医师指导下换一种口服避孕药,或者停药,停药期间采用屏障避孕法。

(2)复方去氧孕烯片(妈富隆)、复方醋酸环丙孕酮片(达英-35)、复方孕二烯酮片(敏定偶)和屈螺酮炔雌醇片(优思明):复方去氧孕烯片、复方

醋酸环丙孕酮片和屈螺酮炔雌醇片的包装是每板21片。月经周期的第1天开始，每晚1片，按箭头所指方向，直至服完，共21片。停药7天，在此期间月经来潮。停药7天后，无论月经干净与否，都在第8天晚服下一周期药片。

复方孕二烯酮的包装是每板28片。其中，21片（白色）是避孕药；另7片（红色）不含激素，为提示片。复方孕二烯酮的服法与复方去氧孕烯片相同，只是在服完21片避孕药后，接服提示片，每天1片。服完提示片后，再接服第二板避孕药，整个周期无须停药。

（3）国产三相片：国产三相片每板21片，按箭头所指方向，黄色片6片，白色片5片，棕色片10片。从月经周期第1天开始服黄色片，每晚1片。以后按顺序服药，直至服完。一般停药2～4天，月经来潮。下次服药均从月经周期的第5天开始。如果停药7天，仍无月经来潮，应开始下一周期的服药。另一种服法是，无论月经是否来潮、出血是否停止，下一周期的服药，均从停药的第8天开始。

3. 适用范围

育龄期健康妇女排除以下禁忌证后，均可选用短效口服避孕药避孕。

（1）妊娠；或哺乳期（单纯孕激素避孕制剂除外）。

（2）曾有服避孕药后黄疸史、瘙痒史者，或偏头痛、抑郁症、过敏等。

（3）血栓、栓塞性疾病患者，或脑血管意外及其病史者。

（4）缺血性心脏病、冠心病及其病史者，或高血压病患者（收缩压≥160毫米汞柱，舒张压≥100毫米汞柱）。

（5）糖尿病20年以上者，或者糖尿病伴有肾脏、视网膜、神经病变者或伴有血管合并症者。

（6）急慢性肝炎、肾炎患者及良性或恶性肝肿瘤患者，或活动性胆囊疾患及有胆汁排泄先天性缺陷者。

（7）乳腺癌患者，或原因不明阴道流血患者。

4. 服药的注意事项

（1）按规定、按时服药。

(2)国产口服避孕药有些是糖衣片,避孕药有效含量在糖衣上,需妥善保存。如果糖衣潮解或脱落,会影响避孕效果,也可能引起不规则子宫出血。

(3)服药初期有些妇女可出现恶心、呕吐、头晕、乏力、食欲不振等类早孕反应,这是由于雌激素刺激胃黏膜所致。通常无须特殊处理,2～3个月后自然消退。临睡前服药或吃些零食,可减轻副作用。个别反应较为严重者,可在医师指导下服用"抗副反应片"。

(4)突破性出血(指两次月经间期阴道有少量流血的现象),常与漏服、所用激素剂量、雌孕激素比例和个体差异相关。因此,如果漏服,次晨必须补服1片(不仅为减少突破性出血,更主要的是避免避孕失败);突破性出血发生率随服药时间的延长而逐渐下降;换用另一种避孕药有时可改变这种出血情况。

(5)如有呕吐或腹泻,会影响药物吸收,为保证避孕效果,此阶段宜加用屏障避孕法。

(6)有些药物会影响口服避孕药的效果,如利福平、苯妥英钠、苯巴比妥等;抗生素类;非那西丁等镇痛药等。以上药物,如需长期服用,应选用其他避孕方法;如仅临时服用,应加用屏障避孕法。

口服避孕药也能降低抗凝药物、抗抑郁药物(丙咪嗪)的药效,也应引起注意。

(7)如需改服另一种口服避孕药,应在服完一个周期后,间隔7天,再开始服新的品种。

(8)复合型口服避孕药可能使乳汁减少,哺乳期妇女宜在产后6个月开始服用;即使产后不哺乳,最好也在月经恢复后开始,月经恢复前采用其他避孕方法。

(9)长期服用口服避孕药,如果无危险因素(吸烟、高血压、肥胖等),且感觉良好,可以继续服用。

(10)在长期服药过程中,最好每年体检一次(包括血压、肝功能和妇科检查)。

5. 专家点评

采用短效口服药避孕,最大的收益是避孕有效率高。换言之,只要正确服用短效避孕药,意外妊娠的可能性极低,因意外妊娠不得已而进行人工流产的可能性近乎为零。20世纪90年代,世界上发达国家的数据很能说明问题(表3)。

表3　短效口服避孕药的使用与人工流产之间的关系

国家	短效口服药使用率(%)	人流率(/1000)
荷兰	36	5.1
法国	30	13.3
澳大利亚	28	16.6
英国	28	14.2
瑞典	23	19.8
美国	9	28.0
日本	1	84.0

从表3的数据可见,育龄人群中短效口服药使用的比率越高,因意外妊娠失败而进行的人流率越低。这是因为短效口服药的避孕效果高达99.6%～99.8%,与绝育术的避孕效果99.7%相当。

除此之外,采用短效口服药避孕,还有很多人们原来意想不到的额外好处。

(1)减少盆腔炎的发生:短效口服避孕药能减少月经量,使子宫颈黏液变得稠厚,也能使子宫颈管处于关闭状态,病原微生物不易侵入,因而能减少盆腔炎的发生。

(2)减少某些女性生殖系统肿瘤的发生:服用短效口服避孕药,能使卵巢癌的发生下降40%左右,也能使子宫内膜癌的发生下降约50%;这样的保护作用能持续到停药后12个月。

(3)治疗某些月经病:短效口服避孕药能缓解痛经和经前期紧张、调节月经周期、抑制排卵痛、预防月经失血过多等。

(4)其他:短效口服避孕药对某些疾病有辅助治疗作用,如缺铁性贫血、血小板减少性紫癜、子宫内膜异位症、卵巢功能性囊肿、乳房良性肿瘤、类风湿关节炎、痤疮等。

短效口服避孕药的这些非避孕作用的益处对于现代社会女性来说尤为重要。现代女性,与20世纪六七十年代及以前的妇女相比,生理和生育状况都发生了很大的变化(表4):

表4　现代社会女性生理和生育状况的变化

	过去(平均)	现在(平均)
初潮	16岁	12岁
首次生育	20岁	26岁
哺乳	4年	6个月
子女数	4个	1个
末次生育	35岁	25～30岁
绝经	40岁	50岁

从表4可见,现代女性生理和生育状况变化的特点是:初潮提前、首次生育推迟、总哺乳期限缩短、子女数减少、绝经延迟、一生中经历的月经周期数就会大大增加。其结果是生命期各种危险因素不断上升,如卵巢癌、子宫内膜癌、乳腺癌、乳房、卵巢和子宫等良性疾患,子宫内膜异位症等;与月经相关的疾病更为常见,如原发性和继发性痛经,经前期紧张综合征,经期偏头痛和下肢疼痛等。短效口服药避孕作用以外的好处,正好对现代女性因生理和生育状况变化而产生的一些对生殖健康不利的影响,有缓解或有辅助治疗的功效,不能不受世人瞩目!

博文互动 十三　短效口服避孕药品种咋这么多

咨询者(女,26岁,博士研究生):上周,我去医务室拿避孕药。医务室医师给我介绍了好半天。为什么短效口服避孕药种类有那么多?另外,从网上看到口服避孕药可能发生血栓疾病,我有些担心。

医师 自避孕药物问世以来，短效口服避孕药是应用得最早、最多和研究最深入的药物。国内外不仅在不断地研制新型避孕药，而且还在对其产生的不良反应、长期安全性，以及对子代健康有无影响等，进行着多方面深入研究。为减少激素药物的用量，又能维持良好避孕效果，我国最早把短效口服避孕药中的雌激素剂量减到35微克。另外，随着药物化学工业的发展，科学家们又在研制新型孕激素方面下了许多工夫，新一代口服避孕药(图92)中的孕激素(去氧孕烯、孕二烯酮、屈诺酮)就更接近天然结构，并且具有抗雄激素的作用，不仅降低了服药后的副作用，还能起到治疗痤疮、减少多毛、治疗经前紧张症等有益于妇女健康的作用；随着生殖生物学发展，短效口服避孕药中还有模仿月经周期激素变化的三相片……总之，目前我国的各种短效口服避孕药，是随着科学的发展和为了适合广大育龄妇女应用而产生的。女性可以根据需求和经济条件，选用适合自己的避孕药。

事实上，导致静脉血栓栓塞的危险因素非常复杂，包括年龄、体重、妊娠、分娩、产后、遗传突变、凝血机制改变、家族史或个人史、创伤后制动、吸烟史、雌孕激素复方制剂等。由于遗传因素、饮食习惯及体型等的差异，静脉血栓栓塞疾病在中国的发生率远低于欧美人群。使用口服避孕药后发生静脉血栓栓塞是非常罕见的。一般身体健康的女性只要遵循医生指导，掌握适应证及禁忌证，在注意规避吸烟、高血压、心血管疾病等高危因素的情况下，完全可以放心使用口服避孕药。

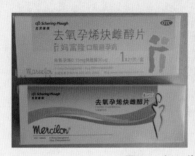 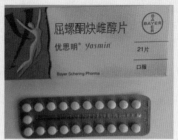

图92 新一代口服避孕药

新一代口服避孕药怎么回事

咨询者(女,31岁,社区计划生育综合服务站咨询员):工作中,我常听到"新一代口服避孕药"、"三相避孕药"等,可我并不明白究竟是怎么一回事?

医师　一种理想的口服避孕药应该符合6个条件:①经济,易于正确使用。②不需特殊医学监护。③与性生活无直接关联。④高度有效。⑤无严重不良作用或并发症。⑥可逆性强(停药后立即并完全恢复生育)。我国使用的口服避孕药基本上符合上述6个条件。

所谓新一代口服避孕药,是指避孕药中所含的孕激素是新一代的孕激素,其特点是长期服用对心血管和血栓性疾病的发病风险极低。因此,去氧孕烯片、复方孕二烯酮片、复方醋酸环丙孕酮片和屈螺酮炔雌醇片是属于新一代口服避孕药。

多数短效口服避孕药,在整个服药周期中,每片(或每粒)药所含的雌激素和孕激素的含量是固定不变的。这类口服避孕药称为"单相口服避孕药"。三相口服避孕药是在整个服药周期中有三种不同的激素含量组合,模拟月经周期三个不同阶段的激素变化(图93)。因此,三相口服避孕药一个周期药片中激素总剂量最低,而周期控制又较好,即服药周期,平均每26~30天之间来一次月经,两次月经周期中极少有月经间出血或点滴出血。

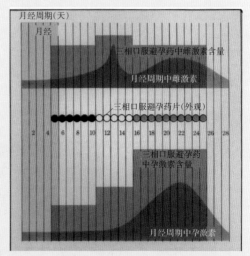

图93　三相口服避孕药中的激素含量模拟月经周期三个不同阶段的激素变化

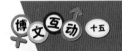 **经常乘飞机会增加服用避孕药的风险吗**

咨询者(女,38岁,公务员):我一直是吃避孕药的。因为工作上要经常出差,经常乘飞机会增加服用避孕药的风险吗?

医师 飞机旅行时,飞行高度的变化会增加静脉和动脉血栓形成的风险。这样的风险对避孕药服用者和非避孕药服用者同样存在。除此之外,日光浴后、酒后或胃肠道不适等潜在的身体脱水也会增加这样的风险。

很多空姐、空嫂是服用避孕药的。她们知道在飞行途中要保证适当水分的摄入和适当的走动,使血液循环保持在正常状态。因此,飞机旅行不应成为服用避孕药的禁忌。如果有血栓形成潜在危险,可在长途飞行前、后几天里每天口服阿司匹林75毫克。如果出国,有时差,可能会延误服药。此时,最好带一只备用手表,保持出发地的时间(不调整时差)而能按时服药。

长期服用避孕药会增加患癌风险吗

咨询者(男,44岁,基层妇幼保健医生):听说长期服用避孕药,与宫颈癌、乳腺癌、肝癌的发病率增加相关,不知是否真是这样?

医师 有这样的报道,但要具体分析:①90%以上的宫颈癌与人乳头状病毒(HPV)感染有关,服用避孕药并不增加HPV感染的发生率。防治宫颈癌最重要的措施是要坚持定期进行宫颈涂片检查,而不是要少用或停用口服避孕药。②口服避孕药使患乳腺癌的风险略有增加,主要是对有乳腺癌家族史的妇女而言。停药后,这种风险也随之消失。③我国是乙肝高发生率的国家,而乙肝又是中国妇女发生肝癌的危险因素。服用避孕药的中国妇女,并不增加发生肝癌的风险。

总之,我国的口服避孕药都是低剂量的,安全系数很高,属于非处方药,健康的育龄妇女,没有重要脏器功能障碍,没有心血管疾病和血栓栓塞性疾病的高危因素,正确服用,不会增加对健康影响的风险,反而会有更多对生殖健康的好处。

博文互动 十七 **读者提问摘编**

问:短效口服避孕药会使人发胖吗?

答 长期临床观察发现,服用短效口服避孕药后大部分妇女体重无变化,部分妇女服药后体重稍有增加,一般发生在服药的最初几个月,但也有少部分妇女体重下降。有人观察到,服药前体重超重者、多囊卵巢综合症患者,服用避孕药后体重有下降的趋势。体重增加通常是暂时性的,但也有些妇女即使在停药后体重仍维持在高水平。

引起体重增加的原因是:①服药后蛋白同化作用增强(蛋白同化作用使人更结实)。②服药后体液潴流(多数是暂时性现象)。③脂肪沉积(与生育后妇女心情宽畅,随年龄增加活动减少等也有一定关系)。体重增加者,一般不必特殊处理,可适当控制饮食,适当增加活动量。

问:服用短效口服避孕药后发生闭经怎么办?

答 服用短效口服避孕药可使月经经量减少,发生闭经却并不多见。如果服完一个周期的避孕药月经未来潮,排除妊娠后于停药的第7天服下一周期药物。连续2个周期停经者,可调换避孕药类型。调换类型后仍无月经来潮,或连续3个周期停经者,停用口服避孕药,等待月经恢复。停药期间采用屏障法避孕。停药后仍然闭经,应到妇科门诊诊治,按妇科闭经处理。

问:服用短效口服避孕药是否对乳房有不良影响?

答 有些短效口服避孕药服用者乳房有轻度增大,其中有些会感到触痛,通常无须处理。有触痛者,可服用维生素B₆50毫克,每天1次或2次。如果发生溢乳,需请医师诊治。有些妇女患有良性乳房包块,在服用避孕药的过程中会有好转倾向。

问:服用短效口服避孕药会使血压升高吗?

答 服用短效口服避孕药后,多数妇女血压会平均升高1毫米汞柱。通常,血压要升高5~10毫米汞柱才会有临床意义。因此,血压平均升高1毫米汞柱在临床上不能算是一回事。

目前,国际上公认的观点是,如果血压在160/100毫米汞柱及以上者,不宜选用或继续服用避孕药。如果在这种情况下继续服用,其中约1%的妇女血压会进一步升高;而高血压又可能会引起心脏病和中风。

因此,服用避孕药的妇女,宜定期测量血压:服用前和服用3个月后均需测量;以后每半年测量1次;2年后,每年测量1次。

问:服用短效口服避孕药后脸部出现色素斑怎么办?

答 少数妇女在服用短效口服避孕药后面部或下腹部出现褐色色素斑,犹如某些妇女在妊娠期所见。色素斑不影响健康。采用现代低剂量口服避孕药可减少色素斑的发生率。服用维生素E、维生素C或中药等,可缓解色素斑。

问:如果想要怀孕,应在停服短效口服避孕药后多久较为适宜?

答 短效口服避孕药在人体内代谢快,几乎无积蓄作用。通常,停药后即可怀孕。即使因漏服药而意外妊娠,也未发现短效口服避孕药对孩子和母亲有不利影响。

问:什么是抗副反应片?

答 抗副反应片,是用于对抗口服避孕药可能发生类早孕反应的一种白色复方药片,含维生素B₆20毫克、奋乃静2毫克和咖啡因30毫克。抗副反应片,多数情况下是用于长效避孕药,或含雌激素的长效避孕针使用者。短效避孕药服用者,类早孕反应大多比较轻微,通常不需服用。

探亲避孕片

探亲避孕药也称速效避孕药。这类避孕药在月经周期的任何一天开始服用都能发挥避孕效果,特别适用于两地分居的夫妇短期探亲时避孕服用,因而得名。探亲避孕药一般只含孕激素,不含雌激素,有效率可达99%以上(图94)。

目前,我国常用的探亲避孕药(表5)有三种:探亲避孕片1号(甲地孕酮探亲片)、天津探亲避孕片(炔诺酮探亲避孕片)和53号探亲避孕片(双炔失碳酯探亲避孕片)。探亲避孕药服用后能转化和改变子宫内膜形态与功能,使受精卵不能植入,有抗着床作用;探亲避孕药能

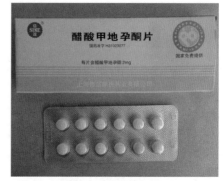

图94　探亲避孕药

使子宫颈黏液变得稠厚,不利于精子穿透;探亲避孕药如果在月经前半期服药,也有抗排卵作用。探亲避孕药的适用范围同短效口服避孕药。

表5　常用探亲避孕药的名称、成分

名称	孕激素含量(毫克)	剂型
探亲避孕片1号(甲地孕酮探亲片)	甲地孕酮2.0	片剂
天津探亲避孕片(炔诺酮探亲避孕片)	炔诺酮5.0	滴丸
53号探亲避孕片(双炔失碳酯探亲避孕片)	双炔失碳酯7.5	片剂

1.服用方法

(1)探亲避孕片1号:探亲当天中午服1片(即在房事前6~8小时服1片),当晚加服1片,以后每晚服1片。探亲不足14天,至少要服完14片。探亲14天,次晨再服1片,即探亲14天,总共需服16片。如果探亲1个月,在14天后,接着改服短效口服避孕药,按短效口服避孕药服法,直至同居结束。服药期间不来月经,一般停药后1周内(多数在3~5天)即可月经来潮。

(2)天津探亲避孕片:探亲当晚开始服用,每晚1片。同居1～10天,需服10片。同居11～14天,连服14片。探亲1个月,服完14片后接服短效口服避孕药,按短效口服避孕药服法,直至探亲结束。

(3)53号探亲避孕片:53号探亲避孕片与其他探亲避孕片不同,无孕激素活性,而有一定雌激素活性。性交后立即服1片(每天最多服1片)。探亲的第一次性交后,次晨加服1片。1个月经周期(28～30天),服药总量不得少于12片,即2～3天内没有性生活也要服1片。

2. 服用中注意事项

(1)探亲避孕片剂量较大,仅适用于探亲期,不宜作为常规避孕方法使用。如短期内多次探亲,应改用其他避孕方法。

(2)服用探亲避孕药可能出现类早孕反应,但一般程度较轻,常不需处理。

(3)服用探亲避孕药如发生突破性出血,可口服炔雌醇0.025毫克,每晚1次,连续3天。

(4)53号探亲片为肠溶性,服用时避免嚼碎,以免影响避孕效果。

(5)服用53号探亲避孕片可能发生月经延迟,必要时可用药物催经:甲地孕酮6毫克及炔雌醇0.015毫克,每天1次,连服5天;或复方黄体酮针剂,肌内注射,每天1次,连续5天。

长效避孕针

一次肌内注射,避孕效果可维持1～3个月,这样一类避孕注射剂称为"长效避孕针"(图95,表6)。目前,我国应用的长效避孕针有两类。①雌孕激素复合制剂:如避孕针1号(复方己酸孕酮避孕针)、复方甲地孕酮避孕针、美尔伊避孕针(新复方甲地孕酮注射液)和复方炔诺酮庚酸酯。②单纯孕激素制剂:如醋酸甲孕酮注射液和炔诺酮庚酸酯注射液等。这两类避孕注射剂注射后,在局部沉积储存,缓慢释放、吸收,发挥长效作用。长效避孕针的适用范围同短效口服避孕药。

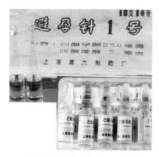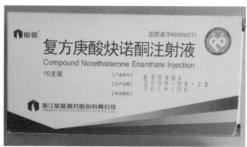

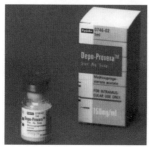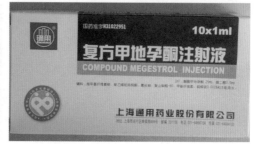

图95　长效避孕针

表6　各种长效避孕针的名称和成分

名称	成分	
	雌激素含量（毫克 ）	孕激素含量（毫克）
避孕针1号（复方己酸孕酮避孕针）	戊酸雌二醇5.0	己酸孕酮250.0
复方甲地孕酮避孕针	17环戊丙酸雌二醇5.0	甲地孕酮25.0
美尔伊避孕针（新复方甲地孕酮注射液）	雌二醇3.5	甲地孕酮25.0
复方炔诺酮庚酸酯	戊酸雌二醇5.0	炔诺酮庚酸酯80.0
醋酸甲孕酮注射液		醋酸甲孕酮150.0
炔诺酮庚酸酯注射液		炔诺酮庚酸酯200.0

长效避孕针以抑制排卵为主,同时也影响子宫内膜发育、输卵管蠕动和子宫颈黏液性状等多个环节而发挥避孕作用。

1.使用方法

(1)避孕针1号(复方己酸孕酮避孕针):第一次用药在月经周期第5天深部肌内注射2支,或在月经周期第5天和第12天各注射1支,以后于每次月经周期的第10~12天(这三天内任何一天均可)注射1支。

(2)复方甲地孕酮避孕针:第一次用药在月经周期第5天和12天各注射1支,以后于每次月经周期第12天注射1支;或按第一周期的第12天的注射日计算,每隔30天注射1支。

(3)美尔伊避孕针(新复方甲地孕酮注射液):使用方法同"复方甲地孕酮避孕针"。

(4)复方炔诺酮庚酸酯:使用方法同避孕针1号(复方己酸孕酮避孕针)。

(5)醋酸甲孕酮注射液:月经周期第5天,或产后42天(哺乳者),注射1支,以后每3个月注射1支,每年只需注射4针。

(6)炔诺酮庚酸酯注射液:月经周期第5天注射1支,以后每2个月注射1支,每年只需注射6针。

2.使用中注意事项

(1)按时注射,每次注射要将药液抽净,作深部肌内注射。

(2)气候寒冷时,避孕注射剂会有块状物析出,应将安瓿置温水中,待析出物溶解,摇匀后再使用。

(3)定期检查乳房,一旦发现乳房包块,应停止使用。

(4)经常随访,如有不良反应,应及时处理。

(5)使用含雌激素的复合制剂长效避孕针,可出现类早孕反应和白带增多,类早孕反应会随时间延长逐渐减轻、消失;必要时可在医师指导下服"抗副反应片"。白带增多是子宫颈管隐窝分泌细胞在雌激素影响下分泌旺盛所致。必要时,甲基睾丸素5~10毫克,舌下含服,每天1次,连续5~7天;或在月经后服用左炔诺孕酮0.05毫克,每天1次,连续7天。

3. 专家点评

在此之前，我们介绍的避孕药以雌、孕激素复方制剂为主。我国供应的长效避孕针有雌孕激素复方注射剂，也有单纯孕激素注射剂。那么，单纯孕激素长效注射剂有哪些特点？

单纯孕激素长效避孕注射剂最大的特点是不含雌激素，也就有一些独特的优点：①可避免因雌激素引起的一些不良反应，如类早孕反应等。②适合于一些不宜使用雌激素的女性，如吸烟者、高血压、糖尿病患者、血栓病史者、子宫肌瘤患者、风湿性心瓣膜病、系统性红斑狼疮以及正在服用可能影响复合型避孕制剂效果的药物，如利福平、苯妥英钠等。③可以在哺乳期和流产后使用，如哺乳妇女在产后6周就可使用。④停药后短期内受孕对子代无明显影响。但由于不含雌激素，这类长效避孕制剂使用中，周期控制较差，易发生月经紊乱。这类月经紊乱，通常失血量不多。随使用时间延长，月经紊乱发生率下降，却又易发生闭经。

使用单纯孕激素避孕注射剂发生不规则出血常见于第1～2次注射期间，随用药时间延长而缓解，通常不需要特殊处理，但需在注射前做好咨询工作。少数出血时间较长或出血较多时，到医院请医生诊治。

使用单纯孕激素避孕注射剂发生的闭经，不是妇科疾病。闭经的发生率随用药时间延长而上升。用药至2年末时，闭经的发生率可高达60%以上。这类闭经不影响健康，一般不需特殊处理，但要做好咨询工作。对不能耐受者，炔雌醇0.05～0.1 mg，每天1次，连续7天，停药2～3天，即可出现撤退性出血。

有人担心，单纯孕激素避孕注射剂在产后6周使用是否会影响孩子的健康？单纯孕激素避孕注射剂在产后6周使用不会影响孩子健康。以醋酸甲孕酮避孕注射剂为例，该注射剂在产后哺乳妇女分娩后6周注射（如不哺乳，可在分娩后5天内给药），经世界卫生组织在20世纪80年代亚洲和欧洲等四个中心进行短期和长期（4.5～17年）临床观察，认为对乳汁分泌量、分泌持续时间和乳汁成分等均无明显影响；对婴儿生长发育，从身高体重、血压脉搏、精神和运动性疾病发生率、学校就读能力、智商检测、性发育和行为(攻击、体力活动和性角色等)各项体检指标,均无明显影响。

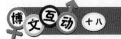

问:使用雌孕激素复合制剂避孕针后月经期延长,怎么办?

答 使用雌孕激素复合制剂避孕针,月经期超过7天时,称为月经期延长。如发生月经期延长,可口服复方短效口服避孕药1号(或2号)1~2片,每天1次,连续4天。为预防经期延长可在预期下次月经来潮前7天,用同样方法服用短效避孕药,连续3个周期。停药后,多数妇女经期不再延长。

问:使用雌孕激素复合制剂避孕针后月经周期缩短该如何处理?

答 可于注射后第10天加服口服避孕药1号或2号1~2片,每天1次,连续5~6天。

问:使用雌孕激素复合制剂避孕针后,发生突破性出血,怎么办?

答 有两种情况。①月经后至注射前出血:如出血已接近注射日,出血量不多,可不必处理,注射后会自然停止。需处理者,炔雌醇0.025~0.05毫克,每天1次,至注射日止。②注射后至月经来潮前出血:口服避孕药1号(或2号)1~2片,每天1次,连服4天。

问:使用雌孕激素复合制剂避孕针后,停经该如何处理?

答 注射后未行经,隔28天再注射。连续2个周期闭经,停用长效注射剂。等月经来潮后,再按第一次开始使用的方法注射。停药期间,采取其他避孕方法。

避孕药缓释制剂

将避孕药与高分子化合物结合,置于人体某一部位,使避孕药能以一定速度释放,发挥避孕作用,这样一类避孕制剂,称为"避孕药缓释制剂"。理论上,避孕药缓释制剂具有长效避孕针和短效避孕药的双重特点,即一次放置避孕时效长,可达数月至数年,避免每天口服的不便;避孕药每天以缓慢速度释放,避免人体一次性接受大量避孕药的不良影响。

现有的缓释避孕制剂主要有皮下埋植剂、阴道避孕药环、释药子宫颈内节育器和宫内节育器、微球微囊注射剂和皮肤贴膜等,我国常用的是皮下埋植剂、阴道避孕药环、释药宫内节育器(分类上也可属于宫内节育器);国际上较为时新的是透皮避孕贴剂。

1. 皮下埋植剂

将避孕药装入硅胶管中或与硅橡胶混合,制成小管或小棒,置于皮下,避孕药将按一定速度缓慢释放,犹如每天服药,这样一类避孕药缓释制剂,称为"皮下埋植剂"。皮下埋植剂一次放置,避孕有效期可长达1~5年。

目前,我国使用的皮下埋植剂有两型。①I型:由6根硅橡胶制成的小管组成。每根小管长34毫米、直径2.4毫米,内装左炔诺孕酮36毫克,药物总量216毫克,两端封闭。一次埋植,有效期为5年。②II型:由2根硅胶与左炔诺孕酮混合制成的小棒组成,外套一层硅胶薄膜。每根小棒长44毫米,直径2.3毫米,含左炔诺孕酮70毫克,药物总量140毫克。一次埋植,有效期4年(图96)。国外现已有一根型的皮下埋植剂。

皮下埋植剂适用于40岁以下健康妇女,特别适用于:①需长期避孕者。②需使用可逆的方法以延长生育间隔者。③不宜或不能放置宫内节育器者(生殖道畸形或对铜过敏)。④多次放置宫内节育器失败者(宫内节育器脱落或带器妊娠)。⑤人工流产后需落实可靠避孕措施者。⑥对绝育术有顾虑者。⑦希望用口服避孕药(或避孕针)但又怕麻烦者。⑧不宜使

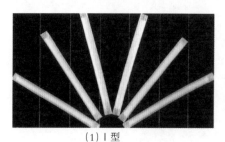
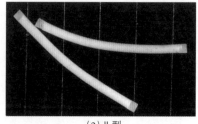

(1) I 型   (2) II 型

图96 皮下埋植剂 I 型和 II 型

用含雌激素避孕药者（对雌激素有不良反应或禁忌者）。

如有以下情况，要慎用（相对禁忌）：①重度高血压（血压>180/105毫米汞柱，或24.0/14.0 kPa）。②急性肝炎、慢性肝炎、肝功能不良。③肝脏肿瘤（良性或恶性）。④肝硬化，不能代偿。⑤正在服用治疗癫痫或结核等病的药物。

如有以下情况，不可使用（禁用）：①已经妊娠或可疑妊娠。②未能确诊的阴道流血。③患有乳腺癌。

皮下埋植剂须到医院请医师放置。通常放置在左上臂内侧中部（左利手者放置在右上臂内侧），局部麻醉，作2毫米长的小切口，用特制的套管针，将埋植剂等角距离埋入皮下，呈扇状排列（图97）。切口不需缝合，用创可贴封闭，敷料包扎。术后3日去除敷料，5日去除创可贴，7日内伤口勿沾水。放置期满，或中途需取出（改用其他方法或不需再避孕等），也要到医院请医师取出。

皮下埋植剂使用中必须注意：

(1)皮下埋植剂放置后，6个月及1、2、3、4、5年各随访一次。每次随访需常规体检（包括血压、体重、心肺、乳房及盆腔）。

(2)如有不良反应要及时咨询、诊治，诊治无效或其他原因要求终止使用时，应将埋植剂随时取出。

(3)发生如下情况之一者，随时就诊：剧烈下腹痛；月经延期伴下腹痛或有早孕症状；阴道出血量多；埋植侧手臂疼痛；埋植处出血、化脓；埋植剂脱出；严重偏头痛，或严重头痛反复发作，或视物模糊。

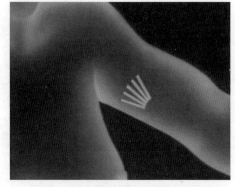

图97　皮下埋植剂放置部位示意图

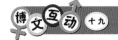

问:何时放置皮下埋植剂较为适宜?

答　放置皮下埋植剂时要避免已经受孕。因此,适宜放置的时间为:①月经来潮的7天内(最好选择在月经期)。②人工流产术后即时(需确认子官内容物已全清除)。③哺乳期闭经排除妊娠后。

问:皮下埋植剂置入后需间隔多久才能发挥避孕效果? 其避孕有效率有多大?

答　皮下埋植剂置入后24小时就能发挥避孕效果,其避孕效果与女性绝育术一样,高达99%以上。

问:皮下埋植剂取出后,其避孕作用还能维持多久?

答　皮下埋植剂取出后24小时,即失去避孕作用。如需避孕,应及时采用其他避孕方法。

问:使用皮下埋植剂期满后,希望继续使用皮下埋植剂怎么办?

答　可请医师将放置的埋植剂取出,同时可通过取出的小切口放置一套新的埋植剂,只是将埋入的方向相反即可,即原来埋入的扇面方向朝臂部,新埋入的扇面方向朝手端(图98)。

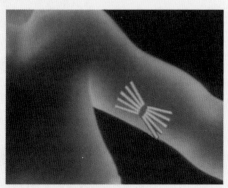

图98　皮下埋植剂放置期满取出时再次放
置示意图

博文互动 二十 皮下埋植剂避孕有哪些不良反应

咨询者(男,50岁,基层妇幼保健医生): 工作中常常要接待一些采用皮下埋植剂避孕的妇女。我想了解皮下埋植剂放置后有哪些常见的不良反应?通常又如何处理?

医师 皮下埋植剂放置后可出现口服避孕药使用中的一般不良反应,但程度较轻。使用皮下埋植剂较明显的不良反应是月经紊乱、点滴出血,通常不会导致贫血和感染;如仅有少量咖啡色血或白带带血时,可以有性生活,但要注意卫生;少数妇女出现闭经,也不影响健康,所以毋需取出。出现不良反应时,要给予咨询指导,并根据实际情况,给予相应的处理,如给予些药物等。

值得注意的是,在咨询时医师需要了解是否使用了皮下埋植剂这一情况。因使用皮下埋植剂后发生的月经紊乱或闭经是因孕激素在体内占优势所致,处理方法是适当补充雌激素,与其他月经紊乱通常要给予孕激素有所不同。如果感到自己处理经验不足,可转妇科内分泌专科医生处理。少数不能适应者,可以取出。

2. 阴道避孕药环

将避孕药装入柔软的硅橡胶管中,再将硅橡胶制成环状,置入女性阴道;药物通过此装置缓慢、恒定、低剂量释放,被阴道黏膜吸收而发挥避孕作用。此类避孕药缓释制剂称为"阴道避孕药环",简称"阴道环"。

目前,我国使用的阴道环根据放置的药物不同分为两种(图99):甲地孕酮硅橡胶环(甲硅环),外观为红色,也称"红环",环外径40毫米,环截面直径4毫米,环内含甲地孕酮250

甲硅环(红环)

LNG环(白环)

图99 阴道避孕药环(甲硅环和LNG环)

毫克,可持续使用1年;左炔诺孕酮阴道环(LNG环),外观为白色,也称"白环"。环外径45毫米,环截面直径4.5毫米,环内含左炔诺孕酮100毫克,也可使用1年。

由于阴道环属于单纯孕激素避孕方法,就可以在不宜使用雌激素的人群中使用。又由于阴道环是在阴道局部使用,子宫脱垂、阴道壁膨出、下生殖道炎症和习惯性便秘者不宜使用。

除此之外,使用阴道环避孕还有如下几个特点:①女性自己掌握,简便易行。②药物局部作用,避免口服等引起的肝脏首过效应。③放入后避孕起效作用快。④不影响性生活。⑤对某些妇科肿瘤(卵巢癌、子宫内膜癌等)有预防作用。

阴道环可在医务人员或计划生育工作者指导下,进行如下步骤的放取练习(图100),熟练后即可自己使用。

使用中必须注意以下几点。

(1)阴道环必须在月经来潮的第5天放入,以后月经期不必取出;如迟于月经第5天,则需在放入后48小时内加用屏障避孕法。

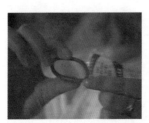

(a)把手洗净,将阴道环捏成椭圆形

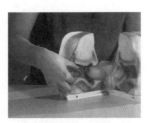

(b)将阴道环送入阴道口,推至阴道后穹隆处

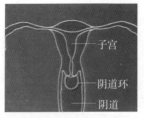

(c)阴道环放置中示意图

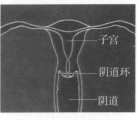

(d)将阴道环套于子宫颈上

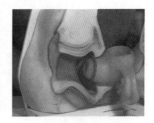

(e)放置后的阴道环

图100 阴道环的放置

（2）阴道环必须放入阴道深处，因阴道上段黏膜吸收药物功能良好。如发现阴道环下移，可用手指推入。

（3）阴道环如脱出阴道口（蹲位时易发生），可用75%酒精棉球拭净，或用冷开水轻轻擦净后放入；不宜用水冲洗，以免药物流失。

（4）取出时，只须将手指进入阴道将阴道环勾住，轻轻拉出阴道口即可。如取蹲位，向下屏气，可使手指更易触及阴道环。平时不要随意取出。如取出时间过久（>1小时），可能发生不规则出血，也可能导致避孕失败。

（5）使用中，阴道环可能变色，但不影响避孕效果。

阴道环避孕的使用中有可能发生的一些轻微的不良反应：①阴道分泌物增多，需勤换内裤。②点滴出血，一般较轻，可自然停止；必要时口服炔雌醇0.0125毫克，每天1次至该周期末。③闭经，少见，大多可自然恢复，必要时请医师诊治。

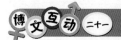

问：阴道环置入阴道后女性会感到不适吗？

答 阴道是上宽下窄的圆筒状结构；我国制造的两种阴道环体积不大，质地柔软。因此，阴道环置入后女性不会产生不适感。

问：阴道环置入阴道后会影响性交快感吗？

答 大量临床观察，阴道环不影响性交快感。有些女性放置阴道环，事先未与配偶提及，性生活中配偶并未感受到阴道环的存在。当然，也可在性交时取出，但必须在1小时内放入。

3. 透皮避孕贴剂

透皮避孕贴剂（简称"皮贴剂"）是一面积为20平方厘米、肉色的正方形小贴纸，含有可释放1周的雌、孕激素；这些激素通过皮肤稳定地进入血液而发挥避孕效果。月经周期开始时，将一张皮贴剂贴于下腹部、上臂外侧、上身前后（避开乳房）或臀部，持续1周；下周同日换帖一张新的贴剂（可以不贴在同一部位);连贴3周;第4周不贴,让月经来潮。日常生活中运动、洗澡、游泳等均不会影响皮贴剂的黏附性。如果发现皮贴剂脱落,应尽快重新贴上。

皮贴剂的避孕效果和可能发生的副作用均与短效口服避孕药类似,但对体重90千克以上的妇女效果要差一些。国外有一项临床试验,3 310名使用者中,15例发生意外妊娠,其中有体重在90千克以上者有5例。

皮贴剂的可接受性和使用满意度似比口服避孕药更好,因可免除天天服药的麻烦;但有些未婚者不愿使用,因可能在伙伴中暴露正在避孕的隐私。

宫内节育器,简便安全有效

宫内节育器(简称IUD)是放置在妇女子宫腔内的一类具有避孕作用的器具。由于我国早期的IUD以圆环形为主,所以在民间俗称为"环"。IUD通常以不锈钢、塑料或硅橡胶等材料制成,有些还带有铜、锌、孕激素或某些药物等活性物质。不带活性物质的宫内节育器称为"惰性IUD";带有活性物质的宫内节育器就称为"活性IUD"。

宫内节育器是在局部发挥避孕作用的,对全身功能干扰较少。宫内节育器一经放置,立即产生避孕效果;如无不适,通常可放置10年左右,或更长时间;取出后可很快恢复生育;因此IUD是一种简单、安全、方便、有效的避孕方法,容易被关系稳定的夫妇所接受。

目前,我国育龄妇女中约有40%的妇女采用IUD避孕;在一些生活节奏快的大城市(如上海等),IUD使用达60%以上。

形形色色的IUD,令人目不暇接

IUD的发展,可追溯到几千年前古埃及时代。当时人们用光滑的小卵石放入母骆驼的子宫内,以防止它们在横跨沙漠的长途旅行中受孕。

数千年的时光似乎毫无进展,直到100多年前,一位德国大夫偶然发现,一位继发性不孕妇女子宫里有一小片骨头,可能是人工流产后的残留,取出后又很快受孕了。

1909年,波兰的李奇特医生(Richter)以蚕肠丝绕成环形,用带缺口的小棒将其放入妇女子宫,应用于人类避孕,被认为是第一个正式的IUD,见图101(a)。

1929年,德国的格兰芬勃医生(Gräfenberg)报道使用蚕肠丝外绕银丝的一种环形IUD,见图101(b)。这种IUD后来被称为"格兰芬勃环",流传甚广,在1939年前后还传入了中国,格兰芬勃医生也因此被尊称为"现代IUD之父"。

1957年日本医学代表团访华,带来太田氏环,见图101(c)。

1958年我国试制成功自己国家的IUD——不锈钢圆环。

1960年,IUD在北美被广泛接受。

多年来,人们研制了无数种形态和各种材料制作的IUD,希望能提高IUD某一或某几个方面的性能。有一位热衷于钓鱼的卡桑布兰卡医生,他创造的IUD竟然是用钓鱼线打成的一个渔夫结;就是这么一枚IUD,却成

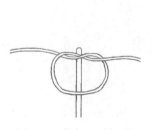

(a)Richter节育环及放置器

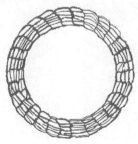

(b)格兰芬勃环

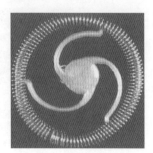

(c)太田氏环

图101 最早的宫内节育器

功地在一位使用者体内放置了10年。

虽然曾被使用的IUD多达好几百种(图102)，但不外乎以下三类。

1. 惰性IUD

早期的IUD(图103)，也称为"第一代IUD"，是惰性IUD，以国外的聚乙烯塑料蛇形宫内节育器(Lippes曲)和我国的不锈钢圆环、不锈钢麻花环、塑料节育花应用较为广泛。因惰性IUD因避孕效果不够理想，国内已基本不用。

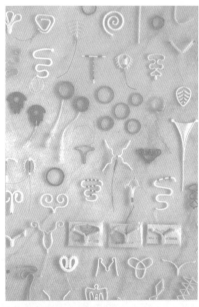

图102 形形色色的IUD，令人目不暇接

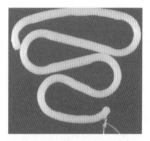

(a)蛇形IUD

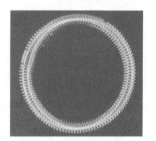

(b)不锈钢圆环

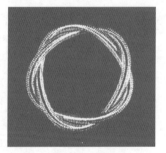

(c)不锈钢麻花环

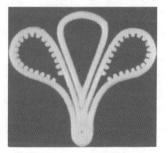

(d)塑料节育花

图103 各种惰性宫内节育器

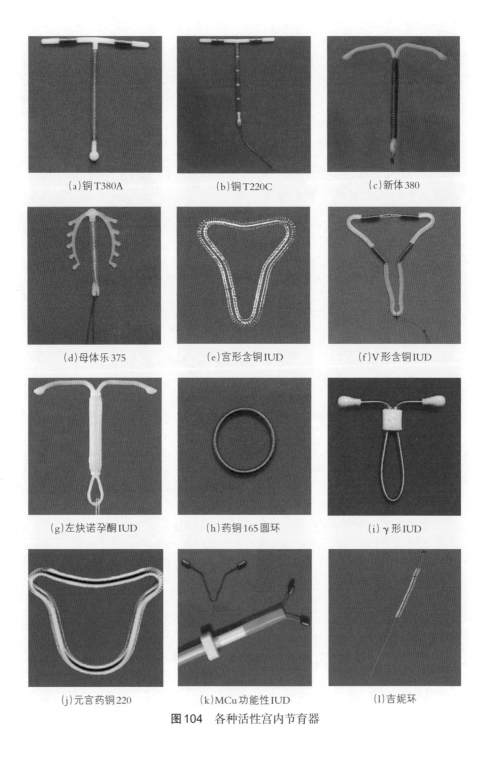

(a)铜T380A   (b)铜T220C   (c)新体380

(d)母体乐375   (e)宫形含铜IUD   (f)V形含铜IUD

(g)左炔诺孕酮IUD   (h)药铜165圆环   (i)γ形IUD

(j)元宫药铜220   (k)MCu功能性IUD   (l)吉妮环

图104　各种活性宫内节育器

2. 活性宫内节育器

现代IUD，也称为"第二代IUD"，是活性宫内节育器。这类IUD有含铜的铜T380A、铜T220C、新体380、母体乐375、宫形含铜IUD、V形含铜IUD，有含孕激素的左炔诺孕酮IUD（曼月乐）、含消炎痛和铜的药铜165圆环和γ形IUD、元宫药铜220，以及MCu功能性IUD（镍钛记忆合金IUD）（上页图104）。含铜IUD避孕效果好，释放孕激素的IUD可明显减少出血，含消炎痛和铜的IUD既提高避孕效果、又能减少放置IUD后的月经失血量。第二代IUD是目前应用最广泛的一类宫内节育器。

3. 无支架形的IUD

在活性IUD中，有一类是无支架形的。这类IUD以铜套组成，悬挂在子宫腔中（图105），也称"悬挂式IUD"（吉妮宫内节育器）。理论上讲，这类IUD因固定在子宫底上，脱落率低；与子宫内膜接触面小，可减少出血等不良反应。然而，至今这类IUD临床上放置要求较高，还需要积累更多临床资料和实践经验。

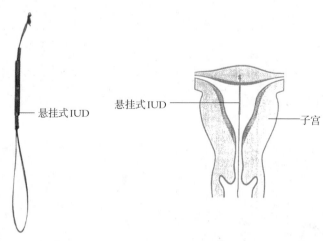

图105 悬挂式宫内节育器及其在宫腔内示意图

博文互动 二十二　宫内节育器能避孕原因何在

咨询者(女,36岁,教师):我是用宫内节育器避孕的,已十来年了。我总是在琢磨,为什么在子宫里放了个东西就能避孕?

医师　临床观察发现,IUD放置后不影响女性的排卵功能,对卵巢激素周期性变化的影响也不明显,提示其避孕作用是局部性的。IUD放置后之所以能发挥避孕作用,是因为产生了如下的变化。

(1)使子宫腔产生无菌性炎症:从而聚集大量吞噬细胞、白细胞,也能使局部前列腺素水平上升、纤溶活性增强、免疫球蛋白含量增加等。这些都会影响精卵结合以及精卵结合后的着床。

(2)使输卵管的蠕动发生变化:影响卵子运送的速度,使之不利于受精;即使受精了,也会影响受精卵输送的速度,使受精卵的发育与子宫内膜的发育不同步,不利于受精卵的着床。

(3)活性IUD放置后会缓慢释放所携带的活性成分(图106):如带铜IUD在宫腔内释放铜离子,抑制精子活动,影响受精过程,损害配子;带孕激素的IUD使子宫颈黏液变得稠厚,不利于精子穿透、上行,影响受精;同时,孕激素影响子宫内膜发育,使之不利于受精卵植入。

可以说,IUD的避孕作用不是单一的,是多途径的。其中,以干扰精、卵结合的受精过程为主。抗着床作为子宫内膜生物化学和组织学变化的结果,只起次要作用,尤其是在放置带铜或释放孕激素的宫内节育器情况下。

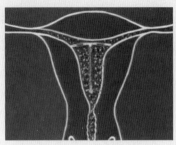 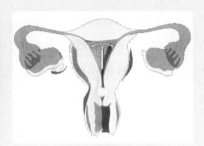

(a)含铜IUD铜离子的释放　　(b)含孕激素IUD孕激素的释放

图106　活性IUD宫腔内活性成分释放示意图

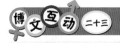 避孕环能放多久

咨询者(女,28岁,教师): 我刚刚放了个环,我想问问一个环能放多久?

医师 一般情况下,不锈钢金属单环可放置20年以上。塑料型或硅橡胶型IUD可放置5年,塑钢混合环可放置10年。带铜IUD,如铜T380A、铜T220C、悬挂式宫内节育器等可放置10年以上,目前认为不宜超过15年。含铜母体乐375和含孕激素的左炔诺孕酮IUD(曼月乐)可放置5年。药铜165圆环和宫形含铜IUD,待其活性成分释放完后,就如惰性不锈钢金属单环一样,可放置20年。

IUD的放置与取出,需要认真对待

有人说,"放环"、"取环"(IUD放置与取出的俗称)是个小手术,没什么大不了的。这句话只说对了一半。IUD的放置与取出确实是小手术,但必须认真对待,必须在正规医院或计划生育服务站里,由接受过专业训练并持有上岗证的医师进行。

1. 主要原因

(1)IUD的放置与取出属于临床手术操作,需要一定条件、设备,也需要一套消毒程序,这些与做大手术的要求是一样的。

(2)IUD的放置与取出,并非完全在直视下,部分操作要凭医师的经验和感觉进行,未经专业训练很难胜任。

(3)每个妇女的情况不尽一致,手术前需要咨询和检查;手术过程中及手术结束后要根据实际情况给予医嘱、交代注意事项,有些甚至需进一步做诊刮、送病理检查等。

2. IUD的适用者与不适用者

(1)已婚(或有性生活的)妇女,无论生育与否,自愿选择宫内节育器避

孕而又无不宜使用的情况者，都可选用IUD避孕。

(2)不宜使用的情况主要有：①妊娠或妊娠可疑。②月经过多，不规则子宫出血或严重痛经。③生殖器官炎症。④宫颈过松或重度撕裂，或严重子宫脱垂。⑤子宫过小(子宫腔深度小于5.5厘米)或子宫畸形。⑥生殖器官肿瘤。⑦人流、中孕引产或分娩时有潜在出血或感染的各种倾向时，不宜在人流、中孕引产术或分娩后即时放置宫内节育器。⑧全身性疾病，如心力衰竭、重度贫血或各种疾病急性阶段。⑨有2个及以上性伴。

3.IUD的放置时间和取出时间，有规定，但也很灵活

(1)传统观点，IUD合适的放置时间为：

1)月经干净后3～7天。此时子宫内膜较薄，并开始增生，放置后引起出血及感染等可能性较少。

2)阴道分娩后3个月，剖宫产后6个月。此时子宫已经恢复，放置宫内节育器安全、可靠。

3)负压吸宫术后即时放置：行负吸术后，子宫腔的深度一般在9厘米以下，为避免再次宫腔操作，可以放置宫内节育器。

4)自然流产或中孕引产后，在恢复正常月经的经净后3～7天。此时与正常月经干净后3～7天的情况基本一致。

(2)经大量临床实践发现，IUD合适的放置时间还有：

1)月经第3～5天，月经尚未干净时。

2)正常分娩后10分钟内(包括阴道分娩和剖宫产分娩)。

3)产后42天行产后检查时或阴道分娩后30～70天。

4)中孕引产后24小时，在清宫术后即时放置。

5)行钳刮术后即时放置。

上述宫内节育器放置时期，适应妇女不同生理阶段，能便利妇女及时落实避孕措施，减少意外妊娠。但应注意，放置宫内节育器尚有一定的适应证和禁忌证，并不是所有处于上述时期的妇女都可以放置宫内节育器。正确的理解是，无放置宫内节育器禁忌证的妇女，如处于上述时期，是可以放置宫内节育器的。

如要取出宫内节育器，一般以月经干净后3～7天为宜；如因并发症或不良反应经处理不愈需取出时，可随时取出；如是带器妊娠，可在人工流产的同时取出。

IUD取出后要注意：①如需避孕者，要及时落实避孕措施；因IUD一经取出，即无避孕作用。②2周内避免过性生活，也要避免盆浴。③如取器困难，取器后应服些抗菌素和止血药。

IUD放置后可能会发生一些不良反应，但不必紧张

IUD放置后有些妇女可能会出现一些不良反应，经适当处理大多很快好转，不必紧张。

1. 一般反应

IUD放置后，阴道会有少量流血伴下腹坠胀、隐痛或腰背酸痛，这是正常现象；但如出血较多，或发热、下腹疼痛等，应到医院就诊。在这种情况下，通常要在医生指导下服些止血药和抗菌素。

2. 月经异常

IUD放置后的月经异常主要是月经过多、经期延长，有些会发生点滴状出血或不规则出血。多数随时间延长而逐渐适应，有些经医生止血、调经处理也会痊愈。少数出血较多，对治疗效果不明显者可考虑取出。

3. 疼痛

主要是下腹疼痛和腰痛。轻微疼痛可随时间延长、机体适应而缓解、消失。疼痛明显应到医院就诊，检查IUD在宫腔内有无变形、异位或位置下降等，并适当给予止痛治疗。如果经处理效果不明显，可考虑取出。

4. 铜过敏反应

极少数放置含铜IUD后会出现皮肤瘙痒、皮疹等，称为"铜过敏反应"，但需与皮肤疾病或其他过敏性疾病区别。一旦发生，可进行抗过敏治疗。

如果治疗无效,应将IUD取出。

放置IUD后的注意事项

为提高IUD放置的效果,也为了减少IUD放置后的不良反应,有几个事项是在IUD放置后需要注意的。

(1)放置IUD后要休息2天,1周内不从事重体力劳动,2周内要避免房事。

(2)放置后的3个月内要注意IUD是否脱落,特别要注意放置后第一次月经来潮时有无脱落。可适当注意月经垫、床上和淋浴盆等处。一旦发现脱落,要进行紧急避孕。

(3)放置后要按医嘱定期到医院随访,首次随访是放置后1～3个月内,第2次是放置后6个月,第3次是放置后1年,以后每年1次。

(4)使用含铜IUD者不宜接受下腹部、腰骶部微波、短波透热疗法。

(5)在放置IUD后,如有以下情况,就要及时到医院看医生:①停经>40天。②异常阴道出血。③明显腹痛或性交痛。④白带增多并有不良气味。⑤月经过多并引起头晕、乏力。

另外,在IUD放置后的随访中,最好做B超检查。这是因为尾丝检查或X线透视只能提示宫内节育器的位置是否正常,而不能确定宫内节育器在宫腔中的确切位置,且X线透视在1年内也不宜多次进行,因射线的影响不有利于妇女的健康。B超检查相当安全,并能明确宫内节育器在子宫腔内的位置。如果B超发现宫内节育器的上缘距宫底外缘2厘米以上,可诊断为宫内节育器下移。

果真是"放环容易取环难"吗

一位60多岁的老太太,无意中听说放置的IUD最好是要取出的。于是到医院,要求把年轻时放置的IUD取出。医生检查发现,她放置的是不锈钢圆环,子宫已经萎缩,很难取出,且无任何不适,建议是否暂时不取。

老太太坚持要取。医生给老太太用了一段时间药后取环。手术不是十分顺利,最后医生只能将环剪断,再慢慢抽出。老太太受了些痛苦,医生手术时出了一身大汗,但总算结局圆满。不过,老太太咕哝了一句:年轻时放环容易,年老时取环难呐!

果真是"放环容易取环难"吗?不是。从医学角度来说,应该是"放环容易取环也不难"。前提是,必须在应该取环时及时把IUD取出。像那位老太太,如果在绝经后1年内去取环,就会非常容易。记住,绝经1年内,别忘了!女性绝经后子宫会萎缩,时间长了,就不容易取了。那位老太太是幸运的,取出来了。如果取不出,则不必硬取,留着"和平共处"。否则,可能会造成更大的损伤。

除绝经外,如有以下情况,也需将IUD取出:

(1)希望生育。

(2)希望改换其他避孕方法时。

(3)不需要再避孕,如丧偶、离异等。

(4)所放置的IUD已到年限,需要更换。

(5)带器妊娠(包括宫内妊娠和宫外妊娠)。

(6)因不良反应或并发症经适当处理无效。

博文互动 二十四　宫内节育器为啥会掉

咨询者(女,29岁,财会人员):我想用宫内节育器避孕,可放了2次都掉了。我的同事放后什么事情也没有。为什么我会掉?我还能再放吗?

医师　IUD置入后,少数会发生脱落。脱落者以放置后3个月内较为多见,半年后减少,1年后脱落少见。发生脱落,往往与以下情况有关。

(1)放置后未注意休息,很快就干重体力活。

(2)放置后2周内行房事(既易感染,也易刺激子宫收缩)。

（3）子宫口松弛（往往与人流或分娩时宫颈内口受损有关）。

（4）IUD型号选择或放置不当。

（5）本身月经过多。

（6）未生育过的子宫（对IUD排斥力强）。

曾发生过IUD脱落或带器怀孕的妇女，如仍希望选用IUD避孕，必须先进行专业人士的咨询、检查，必要时要进行子宫腔测量，以选择更为合适的IUD类型和型号。如果仍然发生脱落，则宜改用其他避孕措施。

 为什么放了环还会怀孕呢

咨询者（女，28岁，博士研究生）： 我还在学习阶段，暂时不想生孩子，放了环。没想到怀孕了，做了人流。为什么放了环还会怀孕呢？

医师 IUD放置后个别妇女会发生怀孕现象，主要是由如下情况所致：

（1）IUD脱落，自己没有觉察。

（2）放置IUD时已经怀孕，只是没有发现。这种情况常发生在闭经时放置。

（3）IUD放置后位置下移（图107）。

（4）放置的IUD型号不适合或放置不当，或者是IUD本身质量问题。

（5）放置期满未及时更换。

（6）子宫畸形，如双子宫等。

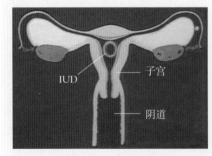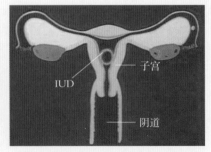

(a)位置正常　　　　　　　　　　　(b)位置下移

图107　IUD位置下移示意图

绝育,西方人青睐的"一劳永逸"

科学的避孕方法,都得以不影响生育功能为前提,只要停止使用,便可恢复受孕。这不能不说是人类文明的一大进步。不过,科学的避孕方法在使用过程中也得小心一些。如不留神,使用失误,就可能发生非意愿妊娠。即使采用诸如宫内节育器或皮下埋植剂等那样的长效稳定措施,如果放置或埋置得合适,在5~10年里可"相安无事",但也得留心到期取出与考虑接下来如何继续避孕等问题。

那么,有无这样一种方法,采用了就不必再担心意外怀孕,也不需要再考虑停用、取出等后续的事情? 这就是近代生育调节领域的新话题。西方人所青睐的"一劳永逸"的方法,是绝育。由于绝育是一类永久性的(至少可以说是相对永久性的)避孕措施,与其他避孕方法被称之为"避孕"不尽相同,所以有人将其称之为"节育"。

女性绝育,决非"幽闭"

有关女性绝育的思想可追溯到古希腊时代,当时绝育的目的不是为了控制生育，而是优生。名医希波克拉底主张对患有精神病或癫痫的妇女行永久性绝育手术，以避免把这些疾病遗传给后代，影响社会。19世纪20年代，有人提出，为了避免剖宫产后再次妊娠，危及母亲的健康与生命，可以在剖宫产的同时，进行输卵管结扎。1881年，美国正式报道，对一位进行第二次剖宫产手术的妇女，用粗丝线在输卵管的峡部，做了结扎术。1939年，输卵管结扎术传入我国，当时有一些志士仁人，为了全身心地投入革命，在上海和广州等地，做了绝育术。

用人为的方法让女性失去生育功能，很容易使人联想到我国古代宫廷的一种酷刑——幽闭。幽闭是切除女性的性腺——卵巢，或用暴力破坏女性孕育孩子的器官——子宫。遭受幽闭的女性，内分泌功能或生殖器官受到了不可逆的创伤性破坏，丧失性功能，严重影响身心的健康。

科学的女性绝育是指通过手术或非手术途径，切断、结扎、电凝、环套、钳夹或药物堵塞等阻断输卵管，所以也称为"输卵管绝育"。输卵管在女性体内的功能仅仅是为精子和卵子相遇和结合提供场所，以及在精卵结合后把受精卵运送到子宫腔内。输卵管绝育术后，女性内分泌功能和性功能仍然是正常的：卵巢能生成和排出卵子，女性有正常的性欲和性要求，也完全能过正常的性生活，精子同样能进入女性生殖道；但由于输卵管被阻断了，精子与卵子不能相会，因而能够节制生育。女性绝育术后没有生育功能也只是相对的，现代医学"输卵管复通术"和"助孕技术"能使相当部分接受绝育术的女性重新受孕。因此，女性绝育决不是"幽闭"，输卵管绝育术后身心健康是不会受到损害的。

输卵管绝育的方法不下百余种，但至今临床实际采用的不过10余种。经典的女性绝育术是腹壁小切口输卵管结扎术（图108），其他常用的方法还有小切口直视下金属夹绝育，腹腔镜下输卵管环、夹、电凝等阻断术等。非手术的方法有输卵管内注药的粘堵术和输卵管内放置阻塞物的可复性栓堵术等（图109）。

用金属夹绝育比结扎术更为简便，组织损伤少，可能产生的不良反应也小，且在需要复通时手术会更加容易一些。腹腔镜下绝育术有切口小、麻醉简易、术后恢复快、住院时间短等优点,自20世纪70年代应用于临床以来,已在女性绝育中占一席之地。

　　输卵管注药粘堵是经阴道、子宫将粘堵药物直接注入输卵管内,不必行腹部切口,不需要住院,几乎无痛苦,可立即下地活动,但在需要复通时较为困难。输卵管可复性栓堵术的操作步骤与输卵管注药粘堵基本相似,只是将粘堵药物改为栓子,如注液成型硅胶栓、亲水性膨胀胶栓、尼龙节育栓等。理论上讲,需要复通时,只须将栓子除去即可。然而,目前所用的栓塞材料和放置方法,均未达到较为完美的程度,尚需进一步改进。

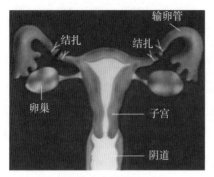

(a)输卵管结扎

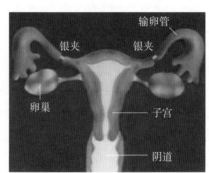

(b)输卵管金属夹绝育

图108　输卵管绝育示意图

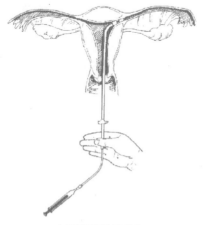

(a)输卵管粘堵术中

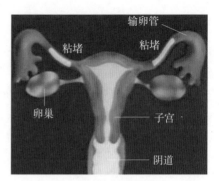

(b)输卵管粘堵术后

图109　输卵管粘堵术示意图

随着女性绝育术的普及与被人们接受，也出现了另一种社会现象——"绝育术后的后悔"。术后后悔，有些是由于子女不幸夭亡，或者离异、家庭重组，希望再生育；有些并无客观上存在迫切的生育要求，只是术后感到抑郁、不适，心理上希望恢复生育功能。女性绝育术前如能作好充分心理准备，术后后悔的发生会降到最低限度。

准备采用绝育术的妇女应了解如下事宜。

(1) 女性绝育术手术部位在输卵管，不涉及卵巢，术后不影响卵巢排卵功能，不影响正常内分泌和性功能，也不影响正常月经。

(2) 绝育术是一种永久性节育方法，受术者应在术前进行全面、充分的咨询；绝育术应该是由受术妇女自己选择决定的（精神异常者除外），并应得到配偶的赞同，以免术后产生心理障碍，影响家庭和睦；术前受术者及其配偶需签定手术志愿书。

(3) 希望绝育的妇女应在正常的精神状态下选择绝育术式并接受手术，对手术前后可能出现的情况也要有足够的心理准备。另外，一些长期服用镇静剂的妇女可能存在精神抑郁或心理压力，此时一般不宜考虑采用绝育术。

(4) 受术者在选择手术方式时，应详细了解各种绝育方法的优缺点、适应证和禁忌证、可能发生的手术或麻醉问题、短期和长期并发症等，还要充分考虑婚姻稳定性、配偶和子女等问题。

(5) 有以下这些情况不宜行输卵管绝育术：①各种疾病的急性期，如心力衰竭、休克、中风等。②感染急性期，如急性盆腔炎等。③严重贫血等全身情况虚弱（不能耐受手术）。④神经症患者或未能解除手术顾虑者。⑤24 小时内连续两次体温在 37.5℃以上者。

(6) 有些情况虽可行绝育术，但不能随意选择术式。

1) 患有生殖道肿瘤、阴道炎、重度宫颈炎的妇女不宜采用经阴道操作的术式（包括阴式输卵管结扎术、输卵管粘堵、栓堵术等）。

2) 子宫活动度差（常见于患有慢性盆腔炎、内膜异位症或有盆腔手术史的妇女）、骨盆出口狭窄者不宜选用阴式输卵管结扎术。

3）子宫壁过软（如分娩或引产后），或子宫腔过小（<5.5厘米，常见于子宫畸形或产后哺乳）的妇女，不宜选择输卵管栓堵、粘堵术。

4）腹部皮肤感染未愈者，不能采用经腹部操作的术式（腹式输卵管结扎术、腹腔镜输卵管结扎术等）。

5）过度肥胖或极度消瘦，有疝气、腹膜炎或肠粘连病史等，不能采用腹腔镜绝育术。

有时，绝育术后的"后悔"是术后身体不适引起的。绝育术后的不适，最常见的是腹痛。长期、持续的疼痛会引起人体自主神经功能紊乱，也会出现易怒、焦虑、抑郁、敏感等情绪反应。绝育术后的腹痛可能是由盆腔疾病引起，也可能是由病态心理所致。对绝育术后腹痛的妇女要认真给予诊治，针对病因解除盆腔疾患，或进行心理咨询。

因客观因素需要恢复生育的妇女，要行"输卵管复通术"。因病态心理所致的"后悔"，应予以积极的心理疏导，有时给予"输卵管复通术"也能解决问题。这样，"输卵管复通术"似乎成了"输卵管绝育术"的"影子"。

男性绝育，也非"去势"

输精管绝育术也在19世纪应用于人体。20世纪初，经大量研究证实，术后睾丸不会发生退化现象，也不会影响睾丸的生精上皮。据世界卫生组织统计，1986年全球行输精管绝育者就达4120余万人。

日常生活经验的积累，在人们的脑子里，无形之中产生了这样的概念：男性的生育功能，代表着男子的气概。其实，这是一种认识上的"误区"。这种认识上的"误区"，常常有意无意地引导人们把男性绝育与我国古代另一种宫廷酷刑——"去势"联系起来。认识上的误区和传统观念的影响往往使人们对输精管绝育术产生偏见，也使部分受术者在术后产生心理上的障碍。

古代宫刑"去势"是切除男性性腺睾丸和外生殖器官。受过宫刑的男性非但永久性失去生育能力，性欲极低，而且无法进行正常的性生活。而男性绝育术,是指通过手术或非手术途径,阻断或堵塞输精管,阻止精子排出,达到相对性永久节育的一类方法。人类的输精管,仅仅是起着运输精子的作用。可见,输精管绝育术,无论是采用结扎还是堵塞(粘堵、栓堵)的方法,不是将睾丸切除,更不伤及外生殖器官,只要按操作规程将输精管阻断,且不损伤局部的血液供应。术后除精子输出的通路被切断外,睾丸曲细精管仍有正常的生精功能。睾丸所产生的精子及睾网液流入附睾,可被重新吸收。接受输精管绝育术的男性,性欲正常,能过正常的性生活;输精管绝育术后内分泌变化的研究发现,各种性激素,包括睾酮均在正常范围;研究也证明,结扎术后15～20年再行输精管吻合术,仍能在精液中找到活动的精子。因此,男性绝育与"去势",完全是"风牛马不相及"的两回事。

男性绝育,以自愿为主,通常更适用于因妻子体质差、不宜行输卵管绝育术而对其他避孕方法又有困难者。如果男性有以下情况,不宜绝育:①局部或生殖系统炎症,如阴囊部有炎症或湿疹、前列腺炎有明显症状(可治愈后进行)。②全身性疾病急性期,或其他严重慢性疾病(暂不宜手术)。③有出血倾向。④性功能障碍者。⑤神经症、精神病。

男性绝育术的方法也很多:经典的男性绝育术是经阴囊切口的输精管结扎术,其他常用的方法还有直视钳穿法输精管结扎术、注射针头固定法输精管结扎术、输精管夹绝育术等。非手术的方法有经皮输精管穿刺注射粘堵(图110)、穿刺输精管电凝绝育、可复性输精管栓堵术等。

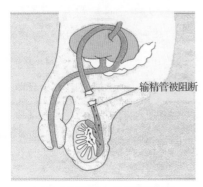

(a)绝育后(结扎),输精管被阻断

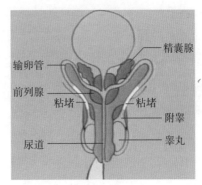

(b)输精管粘堵术后

图110 输精管绝育示意图

输精管夹绝育的操作与输精管结扎术基本一样，只是在切开阴囊、暴露、游离输精管后，不切断输精管，用银、钽或钛等金属制成的精细小夹将输精管夹住，保持输精管的连续性，损伤较小。

直视钳穿法输精管结扎术不用手术刀切开阴囊，而是用一把输精管分离钳经阴囊穿刺至输精管，直视下将输精管提出、分离并结扎。直视钳穿法是我国首创，手术简便、创伤小、效果好，术后只需盖创可贴。此法已为全世界所接受。

输精管注射粘堵是用注射针头经阴囊直接将化学粘堵剂注入输精管腔，造成管腔闭塞。此法不切开阴囊皮肤，不游离、结扎输精管，被称为"打针绝育"，但复通时较为困难。如将化学粘堵剂改为液态高分子多聚物，注入输精管后迅速固化，形成栓子；需要时再用手术方法将栓子取出，恢复输精管的通畅，则称为"可复性输精管栓堵术"。此法目前还在进一步完善之中。

男性绝育术后，有时还会出现致人受孕现象。曾有一对夫妇，丈夫十分疼爱自己的妻子，主动承担了计划生育的责任，去做了输精管结扎术。可是术后不久，妻子却因意外妊娠做了人流。心疼之余，丈夫怀疑妻子"不忠"。妻子又感到十分委屈。后来，误会终于得以解除，妻子的意外妊娠确系自己丈夫所为。夫妻感情经历考验而更为深厚暂且不说，我们就这位丈夫已经做了结扎术何以又使妻子受孕这一问题展开谈谈。

男性绝育术，无论采用何种术式，术后致人受孕现象最常见的原因是术前生成的精子残存在输精管的远端和精囊之中。这些残存的精子在术后3～4个月仍具有致孕能力，个别时间长的可达半年之久。所以，在男性绝育术后，仍需避孕，通常需排精10次以上，才能将残存的精子排尽，也有个别需排精20～30次以上者。

为了缩短输精管绝育术的生效时间，我国著名的医学科学家吴阶平教授于1958年首先在输精管绝育术中采用精囊灌注法，即向输精管的远端灌注杀精子药液——0.01%的醋酸苯汞，收到了预期的效果。行精囊灌注者与未行精囊灌注者相比，绝育术后残存精子消失的时间大大缩短了。

此后，临床上对精囊灌注进行了广泛的研究与观察，采用的杀精子剂除醋酸苯汞外，还有10%维生素C、1%普鲁卡因等。也有人推荐采用新洁尔灭，认为它不仅有较好的杀精子作用，还具有刺激性小和一定的杀菌作用，是较为理想的灌注药物。具体用法是1/3000新洁尔灭4毫升，分别缓慢、匀速灌注于左、右两侧精囊。进行精囊灌注应注意所用药液必须严格灭菌，注射过程也应遵循无菌操作，以防发生医源性感染。精囊灌注后，个别病例短期内可出现数次血精，如不伴有其他症状，毋需处理。虽然施行精囊灌注可灭活残存精子，但术后仍需监测精液中有无活动的精子，避免节育失败。

如果男性绝育术后，精子长期存在，要考虑绝育术的失败。绝育术失败的原因，可能是操作者对输精管局部解剖结构不熟悉，术中误扎了其他组织，或输精管断端未包埋或断端结扎方法不正确，术后输精管发生了再通。有时，手术操作无误，极个别受术者术后输精管发生了自然再通。据统计，自然再通者中80%发生在术后3个月内，90%发生在术后9个月内，但也有晚至17年的报道。另外，尚有极少数男性患有先天性输精管畸形，存在两对输精管或一侧有两条输精管，手术时未能发现，术后发生了致人怀孕现象。人群中先天性输精管畸形的发生率极低，仅万分之一。

由于男性绝育术后的一段时间里，因精子残存，有可能致女性受孕；也有少数受术者可能发生绝育失败（<1%）；所以，术后仍需避孕1～2个月。此阶段，还要观察精子是否消失。通常，两次精液常规检查均未发现精子，才是可靠和安全的。

绝育术后的保健，并非可有可无

英语演讲中往往有一句口头禅："最后一点，但并非不重要。"这句口头禅似乎非常适用于向接受绝育手术者交待术后如何保健的具体事项。下面要交待的"术后注意事项……"虽然略显乏味，却一点也马虎不得。

（1）绝育术后要按医嘱休息一段时间，也要按医嘱随访，不要过早剧烈活动。女性腹式结扎术后5天左右拆线，无异常者拆线后可出院休息，1个月内禁欲。男性绝育后留院观察2小时,无异常者可回家休息,至少要在1周内禁欲。

(2)女性绝育术后即有避孕作用。男性绝育术后如术中未作杀精药液灌注者,至少继续避孕3个月或排精12次以上。如能经2次精液检查无精子后再停止避孕措施则更好。

(3)女性和男性绝育术后短期内局部有些疼痛为正常现象,如疼痛持续不愈,应就诊检查。

(4)女性绝育术后极少数人可因多种原因发生月经紊乱,应请医师调经诊治。如果术后闭经和/或伴有腹痛应及时就诊,以免延误可能发生疾病(如宫外孕)的诊治。

(5)绝育术后极少数人可能发生心身疾病(神经症),即术后出现身体和精神方面的异常,如头痛、头晕、乏力、腰酸背痛、失眠、胃纳差、消瘦、四肢麻木等,但无器质性病变。这主要是对绝育术的顾虑和精神类型不稳定等因素引起,因绝育术本身不干扰精神状态,不会引发神经症,可进行心理治疗,一般预后良好。

下面介绍一下绝育后的复通手术。

20世纪70年代中期,上海某医院曾诊治这样一个病例:患者,男,38岁,水手。体格健壮,性交能力强,已有5个孩子。输精管结扎术后2年,自述术后精神差,乏力,性生活快感程度降低,厌倦性生活。临床检查和内分泌测定均无异常发现。后来,根据患者要求,行输精管吻合术。同时,给其妻做了输卵管结扎术。术后,患者自诉性兴趣和性生活快感恢复。但其妻子反映,丈夫两次手术前后性生活能力无明显改变。

我们现在知道,上述病例是典型的心理障碍。在心理疏导效果不明显时,施行输精管吻合术,往往可以奏效。同样的例子,在女性绝育术中也能找到。然而,在日常生活中,绝育术后要求复通,无论是男性还是女性,大多是由于种种原因造成的、需要恢复生育能力时的要求。

绝育术中的输精管或输卵管结扎术,仅是剪断、切除了一小段,剩余部分再接通的可能性很大。如果是栓堵术,只要将栓子取出,即可达到输精管或输卵管复通的目的。倘若采用的是粘堵术,因粘堵后使管道内腔发生粘连而不通,就需先切除被阻塞的管道,再将两端缝合;如果被阻塞的管道过长,切除后就无法再将两个残端缝合;总体上复通的可能性较低。近30年来,显微外科技术在临床上的普及,复通术的成功率比以往大大提高。

绝育术后的复通,是一项精细的外科手术,能承担起这项手术的医生,不是很多;也不是每个医院都能承担这种手术。对于受术者来说,除要经受手术痛苦外,还得有一笔不小的经济支出。因此,进行这项手术前,对拟受术者先进行评估显得尤为重要。对于男性,除能顺利地显露输精管和输精管仍能留下足够的长度外,还得符合两个条件:①远端输精管还必须通畅(术中向输精管远端注入生理盐水2～3毫升而无明显阻力,或注入染料后尿液着色,均表明该段管腔通畅)。②靠近附睾端输精管流出的液体中有活动的精子,或附睾穿刺能获得含活动精子的附睾液。对于女性,要求月经规律、卵巢功能正常,无严重心、肝、肾或高血压等不宜妊娠的疾病。如果女性是卵巢功能早衰或其他原因无排卵者,有结核性腹膜炎病史或是盆腔粘连者,曾经剖宫产2次或以上者,配偶属于男性不育症者,就不宜进行复通术,以免复通了也难以获孕。

临床观察绝育后复通术是否成功主要以复通率(管道是否恢复通畅)为主,如男性在术后精液中重现精子;女性经临床检查(通液或碘油造影)显示输卵管通畅。至于能否恢复受孕(复孕率),则会受诸多其他因素的影响,如年龄、生殖道感染、自身免疫等。

当然,绝育术后不能进行复通术者,或复通手术失败者与复通虽然成功但不能复孕者也并非就此"绝望"。科学发达的今天,我们还可以尝试一些新的辅助生育技术——"试管婴儿"来获取妊娠,了却自己的心愿。这些,我们将在专门的章节中(见本书168～172页)详细介绍。

避孕方法的选择原则

故事发生在20世纪80年代的某大型国企职工医院妇产科。一位女职工满脸愁容地对医生说,自3个月前放了个环,身上老不干净,尤其是经期,血冲得厉害,身体吃不消了,放环真不是个好办法……没多久,又来一位女职工,乐呵呵地说,自放了环后,似乎获得了第二个青春,再也不用担心意外怀孕了,放环真是个好办法!到此,也许你会有些困惑,放置宫内节育器究竟是好还是不好?这就涉及到一个非常重要的问题——避孕方法的选择。

18世纪后期,美国有几位著名医生认为:给人们提供更多医学信息,使患者了解自身情况,消除医学神秘感,患者会更乐意遵循医嘱。20世纪60年代,美国国际发展局提出:计划生育项目应重视人们的自愿性。到了20世纪70年代,"避孕方法的知情选择"出现在计划生育文献中,旨在提高计划生育措施的可接受性。

避孕方法的知情选择(简称知情选择),通常是指通过宣传、教育、培训、咨询、指导等途径,使育龄群众了解常用避孕方法的避孕原理、适应证、禁忌证、正确使用方法、常见不良反应及其防治办法,并在医务人员和计划生育工作者的精心指导下,选择满意的、适合自己的避孕方法。

在知情选择的过程中,宣传、教育、培训是让服务对象接受标准化的信息,被鼓励去接受某种避孕方法。咨询和指导则是根据服务对象的需求,提供信息和建议,如讨论使用某一特定避孕方法的顾虑、与本人生育意愿的关系、性生活的感受、对方可能的反应与意见、有无预防性传播疾病的潜在功能等。因此,在知情选择工作中,咨询和指导显得更为重要。

在计划生育工作中开展知情选择至少有如下三点意义。

(1)普及生殖生理和避孕节育知识:知情选择,首先要"知情",即掌握一般的生殖生理和常用的避孕节育知识。因此,开展知情选择的地区,育龄群众掌握生殖生理和避孕节育的程度都要深于和广于未开展知情选择的地区。例如,20世纪90年代末,处于上海城乡结合部的嘉定区,开展知情选择的几个乡镇,育龄群众避孕知识掌握率超过90%。这样高的避孕知识普及率,即使在文化水平较高的中心城区,当时也是难以达到的。

(2)增强自我保健意识:近年,在已婚妇女人工流产原因分析中,未避孕的几乎占1/4;生殖健康自我保健意识不强是未避孕的主要原因之一。知情选择,除了要让育龄群众掌握一般的生殖生理知识和常用的避孕节育知识外,还要让他们懂得坚持避孕为主是文明的体现,是调节生育、保护健康的要求。有了这两方面的"知情",就会激发生殖健康的自我保健意识,从而及时落实安全有效的避孕措施。

(3)充分利用现有的避孕节育措施,提高使用有效率和生殖健康水平。国外的研究显示,保证避孕对象的选择,实行避孕综合方案,考虑多种因素,如个人意愿和实际情况、政策导向、药具来源、价格因素、文化影响以及能否及时提供信息等,可广泛利用现有的各种节育措施,大大提高避孕方法的可接受性和续用率,减少不良反应和意外妊娠的发生。

我国开展知情选择的经验也证明了这一点。有几个实例:①有一项涉及36个发展中国家的调查发现,如果提供1~2种避孕方法,人群中节育率约30%;提供3~4种避孕方法,节育率约40%;提供5~6种避孕方法,节育率可高于60%。②在长效避孕针狄波-普维拉推广试验中,我国四川省纳溪县的经验:强化咨询的204例,一年停用率10%左右;一般咨询的217例,一年停用率高达40%。③20世纪90年代中后期,江苏省开展知情选择的几个乡镇,避孕方式呈现多样化趋势,因不良反应停用现象有所减少,意外妊娠有所下降,提高了生殖健康水平。

生育前避孕：以不影响今后生育为目的

我国的计划生育是提倡一对夫妇生育一个孩子。因此，所谓"生育前"，通常是指"初次生育前"（简称"初育前"）。初育前避孕方法选择的原则是"对今后生育功能影响小"、"不易发生感染"和"简单、方便"。

初育前的第一阶段是新婚期或刚刚开始有性生活的3个月。这个阶段的特点是性欲旺盛、性交频繁，女方的生殖道较紧，男女双方都缺乏性生活经验。比较适合的避孕方法是短效口服避孕药。如果开始时无准备，可先服探亲避孕药，接服短效口服避孕药。新婚阶段，也可以采用男用避孕套。因这些方法安全、可靠，使用简便，不干扰性生活。

这个阶段，不宜使用外用杀精剂或女用避孕套，因这些方法要将杀精剂或女用套放入女性阴道，而此时女性的阴道较紧，不易正确使用。这阶段也不宜使用自然避孕法或安全期避孕，以及体外排精、后尿道压迫等方法，因性欲旺盛，夫妻间不易遵守自然避孕法或安全期避孕的规则，也不容易掌握体外排精、后尿道压迫等方法。

新婚3个月后，夫妻之间性生活趋于协调，性交频次趋于合理，妻子的生殖道有所扩张，避孕方法也有更多的选择。除短效口服避孕药、男用避孕套外，还可使用女用避孕套、外用杀精剂、阴道避孕药环，以及安全期加用屏障避孕法，等等。所谓安全期加用屏障避孕法，就是用安全期避孕计算方法，女方在易受孕期，俗称"危险期"，用避孕套（男用、女用）避孕；女方在不易受孕期，俗称"安全期"，用外用杀精剂避孕。这个阶段，如果夫妻不是分居，就不要用探亲避孕药，因探亲避孕药的药量偏大一些。新婚后3个月仍然不主张用"体外排精法"和"后尿道压迫法"，因容易失败，容易发生意外妊娠。

二十六 **还没生孩子放环不好吗**

咨询者(女,26岁,硕士研究生)：我结婚了,但还在读研究生,准备硕博连读,计划4~5年后生孩子。我想放环避孕,又听说还没生孩子就放环不好,是这样吗?

医师 不完全是。已有临床资料表明,尚未生育的妇女放置宫内节育器和已生育妇女相比,并不增加放置后感染的危险,也不会增加今后生育的困难。不过,尚未生育过的子宫比较敏感,放置宫内节育器的脱落率要略微高于曾经生育过的子宫。如果结婚后计划在1~2年生育,就不一定要放环,可选用其他避孕方法。像您这样准备较长时间避孕,在医生指导下,注意观察和随访,可以采用宫内节育器避孕。

生育后避孕:以长效、稳定措施为主

目前,我国多数妇女在生育一个孩子后有一长达25年左右的避孕阶段。如果身体健康,没什么特殊情况,几乎所有的避孕方法都能使用。比较理想的是选择相对长效、稳定、简便、对性生活影响小的避孕措施。倘若选用的方法停用后生育能力又能很快恢复,则更为理想。这是因为少数特殊情况(如孩子发生意外等),需要时可恢复受孕。因此,宫内节育器、皮下埋植剂和一些长效避孕制剂(如长效避孕针等)可优先考虑。

宫内节育器放置后如无不良反应,一般有10年左右不必考虑更换,有些宫内节育器可放置至绝经;宫内节育器对性生活无直接影响,简单、方便、可靠、经济,需要时随时取出,即可恢复生育能力,目前是我国多数妇女生育后选用方法。

皮下埋植剂一次植入,避孕有效期长达5年,安全、可靠,需要生育时也可随时取出。绝育术是不打算再生育的夫妇值得考虑的另一选择,尤其是已有2个孩子时。通常,一经绝育手术,夫妇就不必再担心是否会意外妊娠,在全国范围内很多夫妇乐意选择,美国也有很多人采取绝育的方法。但必须注意,绝育需在知情选择中让夫妇充分考虑后作出决定,以免发生"后悔"现象。因少数情况下,夫妇希望再次生育,已绝育者就必须到医院行"复通"手术。我国医学水平较高,"复通"手术的成功率和再次受孕率均很高,且"助孕技术"的发展使"绝育"的概念已相对化。但是,无论是复通手术还是助孕技术,毕竟不是十分方便,还需承担一定的医疗费用,至今尚无100%的成功率。

生育孩子后根据各人不同情况,还可选用短效避孕药物,各种屏障避孕法和自然避孕法。新型的短效口服避孕药效果好,不良反应发生的可能性低,不吸烟、无高血压、体重正常的妇女长期服用十分安全。在人群中,也有很多长期使用屏障避孕法和自然避孕法非常成功的例子。

博文互动 二十七 喂奶期间用什么避孕方法好

咨询者(女,29岁,工人):我上个月刚顺产生了孩子,现在还在喂奶。社区咨询站的阿姨上门家访,嘱咐要及早采取避孕措施。喂奶期间用什么避孕方法好?

医师 通常,产后、哺乳期宜选择不影响泌乳、哺乳和婴儿生长发育的避孕方法。

(1)宫内节育器,可分娩后立即放置,也可在产后42天时放置。

(2)单纯孕激素避孕法,如皮下埋植剂、单纯孕激素长效避孕针,哺乳者,产后6周开始使用;非哺乳者,产后5天便可应用。有资料表明,对乳汁分泌和婴儿生长发育均无明显影响。

(3)哺乳闭经避孕法(LAM)或比林斯自然避孕法,前者可以自己按照有关科普书籍上的介绍做,后者则需要有人指导。

（4）屏障避孕法及某些易溶解的外用杀精剂，如胶冻剂、凝胶剂等。

产后、哺乳期不宜使用复方口服避孕制剂，因避孕制剂中的雌激素可能影响乳汁分泌。哺乳期也不宜使用不易溶解的外用杀精剂，如避孕片、药膜等，因哺乳妇女阴道的分泌物较少而不易溶化。

近绝经期避孕：要安全渡过育龄阶段

40岁以上、近绝经期妇女的特点是卵巢功能逐渐衰退，阴道分泌物相对较少，有时月经紊乱，但仍有可能意外妊娠。因此，此阶段宜坚持避孕，不能有所松懈，这样才能安全地渡过人生育龄期的最后几年。

近绝经期妇女原来未使用IUD者，不主张放置IUD；但如原来使用IUD且无不良反应者，可继续使用，至绝经后1年以内取出。

近绝经期妇女因卵巢功能的下降使阴道的分泌物减少，所以也不宜使用不易溶解的外用杀精剂，但可用胶冻剂、凝胶剂等，以增加生殖道润滑。

复方避孕制剂因含有雌激素，如有使用雌激素危险因素（吸烟、肥胖、高血压等）的妇女，最好不要应用。

屏障避孕法、比林斯自然避孕法、阴道避孕药环等可供选择。

博文互动 二十八　绝经期夫妇如何避孕

咨询者（女，41岁，社区计划生育咨询站工作人员）：工作中碰到一对近绝经期的夫妇，介绍他们使用避孕套，他们说一戴套勃起就消失，没法过性生活。介绍他们吃避孕药，女的又有高血压。怎样帮助他们选用避孕措施？

医师 由于中年夫妇的性功能已趋下降,性功能障碍的发生率相对较高。男用避孕套需在性交前使用,对勃起状态维持时间较短的中年男性不宜使用。你可建议这对夫妇使用避孕胶冻剂或避孕凝胶剂。单独使用外用杀精剂的避孕有效率不高,在生育力旺盛的女性中往往推荐与其他方法联合应用,如与安全期避孕法联合使用或与阴道隔膜联合使用等。然而,在近绝经的妇女中外用杀精剂的单独使用却很合适,因近绝经期妇女生育能力相对较弱,对避孕方法的使用通常却比年轻女性更为认真。此外,使用避孕胶冻剂或避孕凝胶剂还可增加阴道的润滑度,即使配偶性功能稍差也能顺利进行房事。

特殊情况下避孕:需要特殊对待

1. 人工流产后或希望改变措施者:考虑长效、稳定的措施

在医师指导下,分析原因,找出症结,重新选择。通常可考虑更换一种长效、稳定的措施(如放置宫内节育器),或选用短效避孕药、各种屏障避孕法、外用杀精剂、自然避孕法,以及绝育术等。

2. 分居两地探亲阶段:宜用短期、高效的方法

如探亲药、短效口服避孕药、避孕套和杀精制剂等。不宜使用自然避孕法。

3. 不同健康状况:有不同的选用范围

(1)月经量多,周期不规则或痛经者,可选用短效口服避孕药。

(2)有子宫肌瘤或乳房肿块的妇女,可选用单纯孕激素类避孕方法。

(3)有心、肝、肾等内科疾患者,宜用屏障避孕法、外用杀精剂、自然避孕法或绝育术等,也可选用宫内节育器。

(4)有生殖道炎症、盆腔感染史者,可选用避孕套、口服避孕药或皮下埋植剂等。

(5)精液过敏,可采用男用或女用避孕套。

4. 流产后各种避孕方法的适用性

如前所述,人工流产(简称"人流")术后通常可考虑选用一种长效、稳定的措施,以免再次发生人流。值得注意的是,避孕方法的指导宜在人流术前(或药物流产给药前)进行,以便在流产后及时落实。此外,有些在流产术后选用的避孕方法,是需要与人流手术同时准备的,如人流术后立即放置宫内节育器,人流术后绝育等。

(1)宫内节育器(IUD):如能排除残留和感染,人流术后立即放置IUD是安全的、可行的。人流术后立即放置IUD,放置容易,不增加额外的医疗费用,可减少月经间期放置后的疼痛与出血。流产后立即放置IUD,可选用无支架带铜IUD或Nova T380 IUD。无支架带铜IUD可固定在子宫底肌层,减少脱落;Nova T380 IUD的支架细、柔韧,横臂中间有小V形设计,对子宫腔形态适应性好,有利于保持IUD在宫底的位置;且横臂末端为半球形,可避免IUD对子宫的损伤。流产后立即放置IUD,要求放置者有一定的经验和技术水平;如有感染可能,IUD放置应延迟至流产3个月以后。

(2)长效避孕注射液:长效避孕注射剂避孕有效率高达99.6%以上。流产后可立即注射长效避孕针,其特点是即使有感染也能使用;但使用前要做好充分的咨询,如注射后可能出现月经改变(点滴出血或闭经等)。

(3)皮下埋植剂:皮下埋植剂的避孕有效率高达99.7%。流产后可立即放置皮下埋植剂,但需要准备另一套植入手术的准备,不节省医疗费用,也不减少医疗处置程序。

(4)短效口服避孕药:在流产术后可立即开始服用,即使有感染也无妨。少数妇女服用避孕药会发生恶心、呕吐,与手术空吸、妊娠继续的早孕反应,或流产术后服用某些抗生素的不良反应不易区别,也可建议在流产术后5天服用。

(5)男用或女用避孕套：流产后性生活恢复时，就可选用男用或女用避孕套。避孕套除避孕作用外，对外源性病原微生物起物理屏障作用，有一定程度预防性传播疾病(STDs)和艾滋病病毒感染作用。如果已选择其他避孕方法，但尚不能开始使用，在此间隔阶段，也可采用避孕套过渡。

(6)阴道隔膜或子宫颈帽：阴道隔膜或子宫颈帽是一类宫颈屏障器具，长期使用能预防宫颈上皮间变，也有一定程度预防STDs和艾滋病病毒感染的作用，因现已知道，宫颈易受STDs病原微生物和艾滋病毒侵扰。但是，流产后阴道隔膜或子宫颈帽均要重新配置。配置时间通常在流产后4~6周的随访时，那时子宫已经复旧。

(7)外用杀精剂：外用杀精剂可在流产后恢复性生活时使用，也可在选择了其他避孕方法但尚未开始使用的间隔阶段采用。外用杀精剂避孕有效率不如男用或女用避孕套高。因此，在流产后外用杀精剂使用时要特别注意其使用注意事项。通常，提倡外用杀精剂和其他方法联合应用，如胶冻剂与阴道隔膜或子宫颈帽联合使用等。

(8)自然避孕法：自然避孕法中唯独观察宫颈黏液的比林斯自然避孕法应用比较广泛。比林斯法的避孕有效率很大程度上取决于使用者个人是否掌握观察要领，以及是否严格遵循禁欲规则。流产后多种因素的影响，会造成宫颈黏液观察的困难。多数专家认为，须待2~3个月经周期后选用为宜。

(9)输卵管绝育术：输卵管绝育术可在无并发症的流产后立即进行。早孕流产或中孕早期流产的输卵管绝育术与月经间期一样，可在腹腔镜下进行或行腹部小切口手术；中孕晚期流产的绝育则与产后绝育一样，行腹部小切口手术。流产后立即行绝育术须妇女本人"充分知情和认真考虑后决定"，在人流前签约，以免"后悔"。倘若流产过程中有出血、感染或损伤等，绝育术应适当延迟。

紧急避孕，预防非意愿妊娠

在通常情况下，人们称之为"避孕"的含义，是指在性交前采用某些方法(服药、使用器具或采取某些医疗手段)，预防性地避免非意愿妊娠。这些方法，从字义分析，应称之为"事前避孕"或"预防性避孕"。曾经在相当长的一段时间里，很多人认为，如性交前未采取预防性措施，一旦性交发生，妊娠与否只有听天由命。如果发生了非意愿性妊娠，则只能采用补救措施，即以人工流产来终止妊娠。其实，在"事前避孕"和"终止妊娠"之间，采取某些措施，仍能较为有效地避免怀孕。这些措施是预防非意愿妊娠的最后机会，如果能充分利用，可大大降低因避孕失误后的人工流产，因此被形象地称为"事后避孕"，我们现在则将其称之为"紧急避孕"。

紧急避孕，常规避孕的延伸与补充

紧急避孕历史悠久。早在3 500年前，古埃及人曾在性交后试用民间土方避免生育。公元2世纪医学记载：房事后摒住呼吸，屈膝坐位，打喷嚏，然后喝冷水和擦洗阴道等事后补救措施。这些方法竟一直延用至19世纪；甚至在我国计划生育大规模开展后，仍有科普读物介绍这类方法。数百年前人们尝试阴道灌洗法，还设计了不少灌洗器具(图111)和药液灌洗法(如硫酸锌、硼砂、明矾、珍珠粉等)。阴道灌洗法在20世纪30年代达顶峰，至今仍有一些西方妇女采用这一方法。当然，某些植物提取物和草药也一直在使用着，尽管其效果并不如人们所期望的那样。我们现在知道，冲洗这样的做法毫无用处，因性交后的冲洗只可能有助于精子继续上行，而不能把精子冲洗出去。

科学的紧急避孕起始于20世纪60年代。

1960年，国外用大剂量雌激素进行紧急避孕（我国1977年编入教科书）。

1972年，出现经典的雌孕激素法（尤氏普法，Yuzpe法）（我国1982年编入计划生育百科全书）。

1976年，把宫内节育器用于紧急避孕。

1979年，左炔诺孕酮成为紧急避孕药（我国1998年经国家食品药品监督管理局批准，成为非处方的紧急避孕药）。

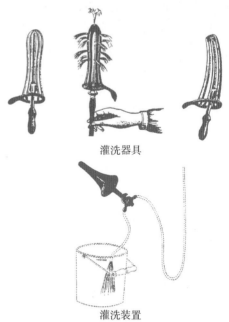

灌洗器具

灌洗装置

图111　阴道灌洗器具

1990年，英国进行了米非司酮与尤氏普法比较的紧急避孕临床试验。

2000年米非司酮被我国批准为需开处方的紧急避孕药。

紧急避孕是指在无防护措施的性交或在性交中觉察避孕失误后，一定时间内采用服药或放置宫内节育器（IUD），以防止非意愿妊娠的一类计划生育措施。

紧急避孕在月经周期的任何时间都可以使用。紧急避孕药物的作用机制随用药时间的不同而异：排卵前用药可抑制卵泡生长发育、阻止排卵或使排卵延迟；排卵后用药可干扰卵子受精、受精卵运行，以及受精卵着床。卵子受精后需5～6天才能到达子宫腔。紧急避孕药物通常在性交后48～72小时（2～3天内）服用，药物有足够的时间作用于子宫内膜，影响胚泡着床。宫内节育器的作用机制是抗着床，放置时间可延迟到性交后120～168小时（5～7天内）。

紧急避孕虽然是在性交后使用的，似乎与常规避孕在性交前使用有很大的差别。然而,紧急避孕的作用环节与常规避孕一样的,是在妊娠前(受精卵置入子宫内膜前)阻止妊娠的发生,医学术语为"避孕"。一旦妊娠成立(受精卵置入到子宫内膜中),紧急避孕和常规避孕都将无能为力,因为它们都没有能力将已经置入到子宫内膜的受精卵排出体外,即没有"流产"的作用。因此,不妨将紧急避孕视为"常规避孕的延伸与补充"。

常用的紧急避孕药具

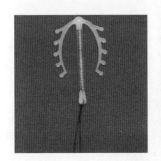
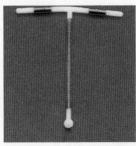
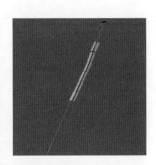
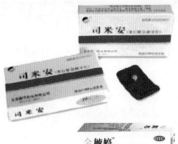
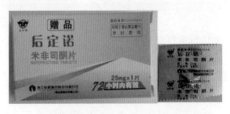
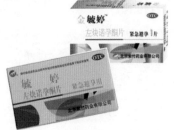
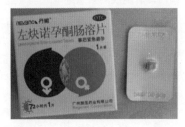

图112　紧急避孕药具

目前常用的紧急避孕药具主要有2类4种(图112)。

1. 带铜IUD

在无防护措施性交后168小时(7天)之内放入带铜IUD。这种方法特别适合于那些希望长期避孕而且无放置IUD禁忌证的妇女。

放置方法按照节育手术常规。放置前必须检查阴道清洁度,妇科检查排除盆腔炎。放置后可根据妇女本人的愿望决定IUD留存与否以及留存的时间。在无异常情况下,可以放置5～10年;也可在转经后任何时间取出。放置IUD必须在计划生育手术点进行。

2. 紧急避孕药物(表7)

表7 紧急避孕药物及其用法一览

药物化学名称	剂量	使用方法*	备注
米非司酮片	10毫克/片 25毫克/片	无防护同房后72小时内口服1片(10毫克或25毫克)	处方药
复方左炔诺孕酮片	0.75毫克/片 1.5毫克/片	1)无防护同房后72小时内口服1片(0.75毫克),12或者24小时后再服1片; 2)无防护同房后72小时内口服1片(1.5毫克)	非处方药,可以在药房买到
雌孕激素复合制剂(Yuzpe法)	炔雌醇0.05毫克+左炔诺孕酮0.25毫克/片	无防护同房后72小时内口服2片,12小时后再服2片	国内没有供应**

* 经临床试验发现,左炔诺孕酮片和米非司酮片在性交后5天(120小时)内口服也有避孕效果。但是,在国内外的药品说明书上都标明是无防护同房3天(72小时)内服药。
** 国内没有现成的紧急避孕雌孕激素复合制剂药物供应。

上述表格中,"雌孕激素复方制剂(尤氏普法,Yuzpe法)",鉴于目前国内无现成药物生产供应,以往用复方左炔诺孕酮短效口服避孕药(每片含左炔诺孕酮0.15毫克,炔雌醇0.03毫克)代替。在无防护措施的性交后72小时内服4片,12小时再服4片。这种替代方法的用量实际上比尤氏普法方法仅略高一些。有些城市,只有炔诺孕酮短效口服避孕药(每片含炔诺孕酮0.3毫克,炔雌醇0.03毫克)。因炔诺孕酮的效价仅是左炔诺孕酮的50%,所以炔诺孕酮短效口服避孕药的避孕或紧急避孕的用法与左炔诺孕酮短效口服避孕药一样。目前,不主张用常规的短效口服避孕药来替代紧急避孕。

新型紧急避孕药物

1. 国外的紧急避孕新药——UPS

2010年6月,美国食品和药品管理局(FDA)批准了一种名叫Ulipristal Acetate(简称UPS,目前尚无确切的中文译名)的抗孕激素药物作为紧急避孕药上市。在美国,UPS的商品名叫"埃拉"(ella)。

UPS在美国上市,并非是世界上首次正式"亮相"。早在2009年5月,UPS就通过了欧洲医药部门的审查,在欧洲22个国家和澳大利亚面市,商品名为"EllaOne"。UPS在美国的上市,加速了它作为国际公认的一种紧急避孕药物在全球的应用和普及。

这种新型的紧急避孕药每片含UPS 30毫克;作为紧急避孕药的服用方法是:无防护的性生活后120小时内,口服1片。UPS的作用机制和已有的单纯孕激素紧急避孕药——左炔诺孕酮相仿,能够抑制或延缓排卵。理论上,UPS还可以改变子宫内环境,影响受精卵置入,但实际上似乎不太可能。这是因为,UPS抑制或延缓排卵的效果非常好,在无防护措施的性生活的120小时内服用,抑制或延缓了排卵,使精子与卵子失去了相遇的机会,所以其作用机制主要是在阻止受精这一个环节上;同时,30毫克的剂量也不足以阻止受精卵的植入。

已有研究显示,UPS在无防护措施的性生活后120小时内服用,减少意外妊娠危险的效果要比现有的单纯孕激素类紧急避孕药物更为明显。因为单纯孕激素类紧急避孕药物在无防护措施的性生活后服用时间,最好是在72小时内;在72～120小时内服药,也有效果,但接近120小时时,效果就会有所下降。此外,如果在月经周期接近排卵时有无防护措施的性生活,服用UPS抑制排卵的效果也要比单纯孕激素类紧急避孕药物更为明显。

2. 国产改良型紧急避孕药——左炔诺孕酮肠溶片

以往,常规的左炔诺孕酮紧急避孕药的含量为每片0.75毫克;服用的方法是:在无防护措施的性生活后72小时内,口服1片,间隔12小时,再服1

片。日常紧急避孕咨询、指导中，我们发现妇女使用左炔诺孕酮紧急避孕药物中发生最多的两件事情：①第1次服药后忘了第2次服药，等想起来时再把第2个剂量服了下去，这就影响了药物应有的效果。②服药后有恶心、呕吐的副作用；综合国际、国内的研究分析，恶心发生率约为18%，呕吐约4%；这些副作用虽然对健康没有损害，但却令人烦恼；如果是呕吐，有可能造成已摄入药物的损失，也会影响药物的效果。

近年，一种改良型国产紧急避孕药制剂——左炔诺孕酮肠溶片的上市，为解决这两个难题迈进了实质性的一步。这种制剂最大的亮点是在药物外面多了一层肠衣，可减少服药引起的胃肠道不适以及呕吐造成的药物丢失，最大限度地发挥药物的作用。此外，这种新剂型每片含有左炔诺孕酮1.5毫克，无防护措施的同房后只需口服1次，服用简单方便，不需再为忘记服药而烦恼。

为验证这种改良剂型紧急避孕药物的临床效果，国内进行了一项多中心、大样本、开放性的市场后安全性和有效性研究，在上海、武汉、广州、东北等5个中心观察了2 566例育龄妇女使用左炔诺孕酮肠溶片紧急避孕药物的临床效果、副作用以及可接受性。研究结果表明：左炔诺孕酮肠溶片的失败率为0.20%，服药后恶心的发生率仅3.94%，呕吐0.20%，胃肠道不适的副作用发生率显著低于以往左炔诺孕酮普通剂型紧急避孕的相关报道。

博文互动 二十九 "次晨片""日后片"是咋回事

咨询者(女，27岁，社区计划生育指导站咨询员)：我听说有些事后避孕药叫"次晨片"、"日后片"，这些与"紧急避孕药"是否是一回事？

医师 "次晨片"（"晨后片"，morning after pill）、"日后片"（day after pill）是紧急避孕药发展过程中出现的名称，意思是性交后服用的、用于避免妊娠的药物。可以把"次晨片"、"日后片"视为紧急避孕药，因有些书上或文章中仍然会出现这样的名称。不过，最好把这些名称统一为"紧急避孕药"。"次晨片"、"日后片"这样的名称容易引起误解,认为紧急避孕药就是在无防护措施性生活后第2天服用的。其实,紧急避孕药在性生活后越早服用效果越好,不一定非得等到第2天。

博文互动 三十 53号探亲避孕片不再用于紧急避孕吗

咨询者(女,42岁,社区计划生育指导站咨询员): 以前,我们曾把53号探亲避孕片用于紧急避孕,现在为什么不用了?

医师 53号探亲避孕片每片含主药双炔失碳酯7.5毫克,在夫妻分居、临时探亲时使用。我国计划生育工作者在实践中发现其有紧急避孕作用,曾经在一段时间里应用得相当广泛。53号探亲避孕片作为紧急避孕的用法是:性交后次晨服1片;以后每晚1片,连续3天;然后再隔日晚服1片,连续4次;总量不少于8片。53号避孕片作为紧急避孕,用法不简便,用药量较大,而效果却相对较低。因此,上海从1998年起在紧急避孕中已基本不再使用该药了。

紧急避孕,需明智使用

适用对象和适用情况很宽泛

处于生育年龄段(15~49岁)的妇女,或多或少、或早或迟会遇到"非意愿妊娠"(有性生活,但并不希望怀孕)的困扰。紧急避孕,是为妇女在常规避孕失误或无防护措施的性生活后额外的、预防妊娠的保护措施。因此,几乎所有的育龄女性都需要紧急避孕,尤其是处于20~40岁生育力旺盛的妇女。

如果出现以下任何一种情况，都应该尽早采用紧急避孕来预防非意愿妊娠的发生。

(1)未采取任何避孕措施的性交。

(2)避孕套破裂、滑脱、或使用不当。

(3)口服避孕药连续漏服2片或2片以上。

(4)单纯孕激素避孕药(minipill，微丸)服用时间延误3小时以上。

(5)单纯孕激素避孕针注射时间延误两周以上，如醋酸甲孕酮(DMPA)、庚炔诺酮(NET-EN)。

(6)每月注射的雌孕激素复合避孕针注射时间延误7天以上。

(7)避孕皮肤贴膜、阴道避孕药环放置不当，延迟放置或过早取出。

(8)阴道隔膜或宫颈帽放置位置不当、破裂、撕脱，或过早取出。

(9)体外排精失误(例如：在阴道内、阴道口或外阴处射精)。

(10)压迫后尿道避孕法未掌握好。

(11)外用杀精剂起效前性交。

(12)安全期计算错误，易受孕期禁欲失败。

(13)发现宫内节育器脱落。

(14)无可靠避孕方法的妇女遭受性暴力的伤害。

巧妙应对药物副作用

服用紧急避孕药是相当安全的，服用后只会出现一些轻微的副作用，如恶心、呕吐、不规则子宫出血、头痛、乏力等。这些副作用虽然对身体并无大碍，却也令人烦恼。对于这些副作用，不妨巧妙应对。

1.恶心、呕吐

(1)尽量不要使用雌孕激素复合制剂(Yuzpe法)，也尽可能不要用左炔诺孕酮短效口服避孕药来替代紧急避孕药，因这两种方法的恶心、呕吐发生率最高。如果只能使用这两种方法时，可以先服用甲氧氯普胺(胃复安)

10毫克,1小时后再服紧急避孕药。

(2)如果可能,可以采用国产左炔诺孕酮紧急避孕药肠溶片,这是一种较为新颖的改良制剂,可明显降低恶心、呕吐的副作用发生率。

(3)给药时,建议与食物同时服用或睡觉前服药。这样的方法虽然并不可靠,但在咨询中还很受服药者欢迎。

(4)服药后2小时内呕吐,应尽快补服1次。如果多次呕吐,可以把药物直接放到阴道深处。因为,激素类药物是能够被阴道黏膜吸收的。这种方法非常有效,但在咨询中并未受到服药者欢迎。

2. 不规则子宫出血

(1)如无其他不适,可不必处理,用药前知晓药物的副作用,能提高用药者对出血的耐受性。同时要说明的是,有阴道出血并不意味紧急避孕成功;没有阴道出血,并不意味紧急避孕药物没有发挥作用。紧急避孕成功与否,要看月经是否来潮。

(2)如果阴道出血的同时,伴有下腹疼痛、眩晕等其他症状,要及时就医,请医师排除一些可能的异常情况,如宫外孕。

3. 月经延迟

服用紧急避孕药后,如果月经延迟1周,就有妊娠的可能,宜作适当的检查,如妊娠试验等。

4. 乳房胀痛、头痛、头晕、乏力等

这些症状一般较轻微,持续时间不超过24小时。乳房胀痛、头痛不止者,可用阿斯匹林或其他止痛药对症处理。给予紧急避孕药时,预先告知可能有这些副作用,可以适当提高用药者的耐受力。

安全用药三步曲

1. 不宜紧急避孕的情况

(1)已经确诊妊娠的妇女禁用紧急避孕,因为任何紧急避孕的药物和

方法都不能终止妊娠。

(2)1个月经周期内有过多次无防护措施性交的妇女,相对而言,不宜采用紧急避孕,因为与单次性交相比,紧急避孕对多次性交的避孕有效作用大大降低。

(3)有血栓性疾病、严重偏头痛、宫外孕等病史的妇女,慎用雌孕激素复合制剂(Yuzpe法)紧急避孕。

(4)带铜宫内节育器作为紧急避孕使用时的禁忌证与常规放置宫内节育器相同。

2. 不宜经常、反复使用紧急避孕

基层咨询、指导时要强调,所谓"紧急避孕",是在迫不得已的情况下采用的避孕措施,不宜经常、反复使用。

3. 警惕一些罕见的现象

国外文献提及,服用含有雌激素的紧急避孕药后有可能会出现的一些必须警惕的罕见现象:①严重腿痛,包括大腿、小腿肚。②严重腹痛。③胸痛、咳嗽或呼吸短促。④严重头痛、眩晕、虚弱或麻木。⑤视力模糊、视力伤失或说话困难。⑥黄疸(眼巩膜、皮肤、黏膜等处)。

如果出现上述现象,应立即就诊,不要耽搁。这些罕见现象是服用或注射甾体避孕药中有可能出现的,但较为罕见。紧急避孕药物因是一次性服用,就更为罕见。我国开展紧急避孕工作以来,尚未见有上述现象的报道。

尽快落实常规避孕措施

在使用紧急避孕药物的周期内,不应该再有无防护措施的性交。因此,紧急避孕后应该及时落实常规避孕方法,具体方法和时间详见表8。

表8　紧急避孕后可以使用的常规避孕方法及其开始时间

常规避孕方法	开始的时间
男、女用避孕套	立即
子宫帽、阴道隔膜	立即
杀精剂（栓、胶冻、药膜等）	立即
短效口服避孕药	立即或者下次月经来潮第5天内
避孕针	下次月经来潮7天以内
皮下埋植避孕	下次月经来潮7天以内
宫内节育器*	下次月经干净7天以内
自然避孕法	需要等待至自然月经周期
女性绝育	下次月经干净7天以内
男性绝育	立即

* 如果愿意选择宫内节育器作为长期避孕方法而又符合放置条件的妇女，可直接选用宫内节育器紧急避孕。

博文互动 三十一　有了紧急避孕还要不要常规避孕

咨询者（男，30岁，社区卫生中心医师）：紧急避孕药只需在性交后服用，是否可以不用再服避孕药、也不需要采用其他避孕措施了？

医师　你的问题似乎带有一定的普遍性。说到底，就是有了紧急避孕还要不要常规避孕？目前的紧急避孕能不能替代常规避孕？

我们在基层咨询、指导时要强调，所谓"紧急避孕"，是在迫不得已的情况下采用的避孕措施，不宜经常、反复使用。原因如下。

（1）紧急避孕药的避孕效果不如常规避孕方法。紧急避孕药的失败率是根据使用1次来计算的，而常规避孕方法的失败率是有规律性生活的妇女在较长时间内非意愿妊娠的概率。如果经常使用紧急避孕药，一年总失败率将远远高于常规的避孕方法。

（2）紧急避孕药中激素的含量通常是短效口服避孕药的数倍，用药后胃肠道等的副作用也就相对较高。

(3)常规避孕应用得当不仅可以避孕，而且有利于促进生殖健康，如口服避孕药可以调节月经、预防贫血，避孕套可以预防性传播疾病等。相反，经常、反复使用紧急避孕则可能会影响正常月经周期内分泌动态平衡，不利于生殖健康。

因此，紧急避孕只能是常规避孕的延伸和补充，只能偶尔在无防护措施性生活后或觉察到避孕失误后使用，不宜反复、多次使用，更不能用紧急避孕来替代常规避孕。紧急避孕后应尽早落实常规避孕措施。

博文互动 三十二　吃过紧急避孕药能否再吃

咨询者(女,23岁,外来务工人员)：这个月我已经吃过紧急避孕药。昨天，我和男友又同房了，没有避孕措施，能不能再吃？

医师　紧急避孕方法虽不主张经常使用，但还是能少量重复使用的。不要认为自己才进行过紧急避孕不久，不用再采取紧急避孕措施而延误时机；在提供紧急避孕服务机构的工作人员是不会以此为理由拒绝给药的。不过，希望在这次紧急避孕后，你赶快去落实常规的避孕措施。

并非紧急避孕惹的祸

2010年9月份前后，媒体上出现一些对紧急避孕有所质疑的文章，焦点是在服用紧急避孕药物是否会增加宫外孕的发生率？一时，引起了大众的关注。

现代妇产科学告诉我们，在所有妊娠的女性中，宫外孕的发生率为 $0.8\% \sim 2\%$。如果服用紧急避孕药物后，所有意外妊娠妇女宫外孕的发生率高于这一发生率，并且这样的差异有统计学意义，才能得出"服用紧急避孕药物可能会增加宫外孕的发生"这样的结论。事实上，我国与美国普林斯顿大学、美国家庭健康国际联合研究项目发现:综合世界上136项有关紧急避孕和意外妊娠关系的研究,在服用左炔诺孕酮紧急避孕药的15 696例妇女中,有307例怀孕,其中宫外孕3例,占怀孕妇女的1%;在服用米非司酮紧急避孕药的35 876例妇女中,有494例怀孕,其中宫外孕3例,占怀孕妇女的0.6%。因此,尚无证据提示服用紧急避孕药会增加宫外孕的危险。

理论上,紧急避孕非但不会增加宫外孕风险,而且因可有效减少意外妊娠的发生,也就会相应降低宫外孕的发生率。然而,这并不意味服用紧急避孕药后就不会发生宫外孕了。临床上,服用紧急避孕药后发生宫外孕的现象还是有的。这有如下两种可能:①紧急避孕药的有效性尚未达到100%。服用紧急避孕药失败者中,有可能发生宫外孕,就像正常妊娠中也会发生宫外孕一样。②服用紧急避孕药时已经妊娠,而且是宫外孕,只是服药时尚未察觉。我们知道,服用紧急避孕药对已经妊娠(包括宫外孕)是无能为力的。

就目前所积累的资料,紧急避孕是相当安全的。至今,尚无因紧急避孕致死的报道,也未发现有长期的和严重的不良反应;当然,一些轻微的副作用在所难免。世界卫生组织的医学专家分析了各种情况,认为无防护的性生活后,采用紧急避孕预防妊娠,总体上是利大于弊。

即使是不宜服用常规避孕药的妇女,如有患心脏病、血栓栓塞、中风等风险,或其他不宜服用避孕药的情况,服用紧急避孕药也是安全的。这是因为常规口服避孕药需每天服用,紧急避孕药是一次性服用,两者对人体的影响是不一样的。如果是雌激素绝对禁忌者,仍可以使用单纯孕激素或抗孕激素类的紧急避孕药,也可放置带铜IUD,只是要避免使用Yuzpe法。

此外,需特别说明的是,根据目前国内外资料,紧急避孕药物对胎儿没有直接的不利影响,用药后出生缺陷儿的发生率不会高于当地的平均水平。因此,服紧急避孕药后怀孕的妇女可以自己决定妊娠的去留。如果不想继续妊娠,可以用手术或药物的方法终止妊娠;如果决定继续妊娠,则可不必担心紧急避孕药对胎儿的影响。

不过,媒体的质疑对开展紧急避孕工作还是有所促进的。在紧急避孕的咨询和普及宣教中需要更加强调:服用紧急避孕药后,如果月经延迟1周,须进行适当检查,如尿妊娠试验等,以及早发现是否是意外妊娠。服用紧急避孕药后,如果有不规则阴道出血,并伴有下腹痛、眩晕等症状,宜及时去看医生,以排除一些其他异常的可能,如宫外孕。

是否存在预防非意愿妊娠的第三道防线

2010年6月,生育调节领域著名专家、美国普林斯顿大学教授Trussell博士在其综述中提及:紧急避孕是为妇女无防护措施性生活后,提供预防非意愿妊娠的最后机会。

如果我们把性生活前主动采取避孕措施,称之为预防非意愿妊娠的第一道防线;把无防护措施的性生活或觉察避孕措施使用失误后,进行紧急避孕作为预防非意愿妊娠的第二道防线;那么,能否想象,在紧急避孕与避孕失败、人工流产之间,是否还可能另辟蹊径,再筑起第三道防线呢?

回答是可能的,人们早就有此愿望,并已为之花费了几十年的努力。现在,虽仍未完全成功、成为临床常规,但似乎已露出了黎明的曙光。这就是正在临床上试用、正在积累更多资料、正在不断完善中的"催经止孕"和"黄体期避孕"。

催经止孕

催经止孕是指妇女月经刚到期或过期5天之内,即宫内妊娠诊断尚未成立时,使用药物,以有孕止孕、无孕催经的方式达到生育调节的目的。据估计,催经止孕的妇女,仅约15%可能已经受孕。催经止孕的优点是,可促使月经来潮,解除妇女的忧虑;对已孕妇女,因用药早,成功率高达99%,出血也少，犹如月经来潮一样。催经止孕用药时间是预计月经来潮（按最短月经周期计算）前3天至过期5天内。

目前，催经止孕的用药方法是：

米非司酮25毫克，2次/日，首剂50毫克。共5次，总量150毫克；

米索前列醇0.6毫克，于第3日服末次米非司酮1小时后，在医院服用，并留院观察2小时。

用药对象必须是健康的育龄妇女，妇科检查子宫正常大小，白带常规正常，尿孕检阴性。

催经止孕必须在医生指导和监护下进行，用药周期内需禁欲。

黄体期避孕

黄体期避孕是介于紧急避孕与催经止孕之间的一种事后避孕方法，因在预计月经来潮（按最短月经周期计算）前11天至前4天间的黄体期用药而得名。黄体期避孕的适用对象和催经止孕一样。用药的方法是：

米非司酮25毫克，2次/日，共4次，总量100毫克；

米索前列醇0.4毫克，于开始服用米非司酮的第3日上午，在医院服用，并留院观察2小时。

日常生活中无防护措施的性生活是那样的普遍，他们或许也听说过紧急避孕。然而，当他们来寻求帮助时或者已发生了好几次无防护措施的性生活，或者距无防护措施的性生活已超过了120小时。有人撰文建议，与其让这些不符合紧急避孕的情况听天由命、坐等观察妊娠与否，不如仍按常规的紧急避孕处理，也许还能减少一、二个人流也说不定。当然，这种"姑息疗法"有其可取的一面，但如能采用"催经止孕"或"黄体期避孕"的方法，则会更为有效。

终止妊娠，不得已而为之

我们知道，从男、女生殖细胞精子和卵子的结合，到婴儿呱呱坠地的过程，称之为"妊娠"（俗称"怀孕"）。正常情况下，整个妊娠过程要持续40周左右。如果在妊娠的过程中，通常是在孕27周之前，以人为的方法中断妊娠，称之为"终止妊娠"，或"人工流产"（简称"人流"）。终止妊娠的原因可能是：①因避孕失败或未采取避孕措施发生非意愿妊娠，这种情况所做的人工流产也被称为"补救措施"。②因某种医学原因不宜继续妊娠，包括母体因疾病不宜继续妊娠，或为预防遗传疾病和先天性畸形等。③社会因素，如遭受性暴力伤害、涉及社会伦理（乱伦）等。

终止妊娠的方法很多，一般按妊娠时间长短可分别采取药物抗早孕（妊娠49天内），早期妊娠人工流产术（妊娠6～10周采用负压吸引术，妊娠11～14周采用钳刮术，有条件的医院会在妊娠的6周内开展早早孕小负吸手术），和中期妊娠引产术或剖宫取胎术（妊娠13～27周）。终止妊娠必须在有一定条件的医院或计划生育技术服务机构进行。

终止妊娠是一种带有损伤性的操作，不属于常规避孕措施，更不属于夫妻间可自己掌握的避孕方法，而是属于不得已而为之的补救措施。在此，下文仅对终止妊娠的方法和人们关心的问题作一简单介绍。

药物抗早孕：损伤较小的补救

药物抗早孕渊源于人们对前列腺素的认识。前列腺素能使女性妊娠子宫产生强烈收缩。在非洲一些原始部落中，妇女难产时要喝其丈夫或公公的精液,这种方法确实也解决了一些难产。因精液中所含的前列腺素增加了子宫收缩力,也就是增加了分娩的产力,使一些因产力不足引起的难产妇渡过难关。然而,科学的前列腺素药物抗早孕还是近40余年的事情。1970年,凯里姆(Karim)报道使用前列腺素类药物在临床上成功地终止了早孕。此后,药物抗早孕经不断改进,在生育调节领域中逐步发展、演变成为一种成熟的人工流产技术。

药物抗早孕,俗称"药物流产",是在早期妊娠阶段,通常在停经49天以内,以使用药物为主,通过影响胚胎发育和促进子宫收缩,从而将妊娠组织排出体外的一类人工流产技术。

药物抗早孕的适用范围较广,凡妊娠49天以内,自愿药物流产妇女,没有不宜使用的各种情况者都可以接受。不宜使用者主要是:①急性传染病或其他疾病急性期者。②过敏体质者。③有心、肝、肾或内分泌疾患(肾上腺疾病、糖尿病等)。④血液病或有血栓病史,或贫血(血红蛋白<9.5克)者。⑤高血压或低血压(80/50毫米汞柱)者。⑥青光眼、哮喘或胃肠功能紊乱者。⑦宫外孕或宫外孕可疑者。⑧带器妊娠者。⑨3个月内使用过甾体类药物者。

曾用于抗早孕临床试验的药物很多,经筛选,目前在临床上常规使用的药物主要有两种。

(1)抗孕激素类药物:米非司酮。

(2)前列腺素类:米索前列醇(简称米索),15甲基前列腺素F2 α 甲酯(卡孕栓、PG05)。

单独使用上述两类药物的抗早孕效果均不够理想,目前临床常规应用联合给药方法。

由于药物抗早孕用药时间早,流产效果较为理想,妇女用药后90%～95%会发生完全流产,需要进一步处理者仅5%～10%,在计划生育临床上被认为是一种损伤较小的补救措施。因而,药物抗早孕也常被用于手术流产的高危对象,如剖宫产后意外妊娠(瘢痕子宫)、产后哺乳期意外妊娠、曾多次人流、子宫极度倾曲、宫颈发育不全或坚韧、生殖道畸形(残角子宫例外),严重骨盆畸形等。

值得注意的是,药物抗早孕属于人工流产的范畴,药物抗早孕必须在正规医院,并在医生监护和指导下进行。进行药物抗早孕的妇女还要注意:①要在医生指导下按时服药,用药期间不宜同时服用消炎痛、水杨酸及镇静剂。②如发生活动性出血,出血量多于月经或出血时间超过3周,持续腹痛或发热,均需到用药单位急诊处理。

博文互动 三十三　药物抗早孕属人工流产吗

咨询者(女,31岁,基层社会工作者): 药物抗早孕是以用药为主,为什么还属于"人工流产"的范畴?

医师 提起"人工流产",人们常常会联想到"刮宫",也常常会联想到是做手术。其实,用人为的方法终止妊娠,就称之为"人工流产"。药物抗早孕是在妊娠已经成立的前提下,人为地给药,促使妊娠中断。另外,药物抗早孕也不是绝对不做手术。在进行药物抗早孕的妇女中,有5%~10%可能会发生妊娠组织物残留、不全流产或继续妊娠等,还需要做一个比较简单的清宫或刮宫手术。因此,药物抗早孕是属于人工流产的范畴。

博文互动 三十四　药物抗早孕需在正规医院进行

咨询者(女,37岁,基层社会工作者): 药物抗早孕是以用药为主,而且90%会发生完全流产,为什么还必须在正规医院,并在医生监护和指导下进行? 不能在社区综合服务站进行吗?

医师 药物抗早孕属于人工流产的范畴,可能会产生一些不良反应和并发症,需及时发现和处理;药物抗早孕用药方法也比较复杂,有一定的适应证和禁忌证。曾有一些在非正规医院或计划生育技术服务点中进行药物抗早孕,结果发生大出血,急诊送医院抢救现象,也曾发生过因此而死亡的病例。因此，药物抗早孕必须在正规医院或计划生育技术服务点，并在医生监护和指导下进行。

顺便把药物抗早孕可能出现的并发症和不良反应介绍一下，这些都不是基层咨询机构能胜任的。

（1）阴道出血时间长：药物抗早孕后，平均阴道流血时间为14～15天，但个体差异很大，最短者仅1～2天，最长可达68天。多数出血总量不多，通常不引起贫血。阴道出血时间长者可用中草药止血剂，如益母草膏、生化汤、蜕膜丸等对症处理。目前认为，如果出血时间超过21天者，则要到医院行清宫术止血。

（2）阴道大出血：药物抗早孕或随访过程中发生活动性出血，出血量超过200毫升，称为"阴道大出血"。阴道大出血不常见，约占药物抗早孕的0.1%，需急诊刮宫止血。

（3）感染：药物抗早孕前无生殖系统炎症，流产后、转经前发生子宫附件炎、子宫内膜炎等生殖系统感染或全身感染。应按常规抗感染治疗。

（4）药物不良反应：胃肠道反应、下腹疼痛和过敏反应，应给予对症处理。

负吸与钳刮：早孕流产的经典措施

17～19世纪，现代妇产科的发展，出现了"扩宫术"和"刮宫术"。1732年，现代临床"人流"使用的刮匙诞生于法国；19世纪70年代，德国医生Herger创制了宫颈扩张器。20世纪20年代，前苏联医生Bykov对负压吸宫术作出了杰出贡献，但未得到重视。1958年，上海的医务工作者对负压吸宫术的改良，引起了世界广泛的关注。

早期妊娠人工流产术，也称"刮宫术"，包括了负压吸宫术和钳刮术两种方法。

利用负压能将物质吸出的原理，将特制的负压吸引管经阴道置入早期妊娠（6～10周）的子宫中，将妊娠产物吸出，称为人工流产负压吸引术，简称"负压吸引术"或"负吸术"。负压吸引术经大量临床实践和不断改进，现已成为一种安全、操作简便、出血少、效果好的人工流产方法，在世界各国被广泛使用。20世纪80年代，对妊娠6周内，采用微型器械，进行早早孕吸引流产术，简称"小负吸"，损伤和出血更少，术后妇女不需要特殊休息，更受世人瞩目。

用钳夹和刮匙将妊娠产物从早期妊娠子宫（11～14周）的子宫腔钳出、刮净，称为"人工流产钳刮术"。在临床上，对于3个月左右妊娠的人工流产，常采用钳刮术和吸引术结合的操作方法，可先钳夹后吸引，或先吸引后钳刮。一般妊娠12周以内，可先吸引后钳刮；妊娠12周以上至14周，宜先钳夹后吸引。近年，由于在临床上用米非司酮、前列腺素等药物抗晚期早孕和抗早期中孕的方法越来越普遍，钳刮术的数量已经减少。

凡是妊娠14周以内，要求终止妊娠而无不宜行人流术的情况者，都可接受早孕人流术。不宜"人流"的情况主要是：①各疾病的急性阶段。②生殖器官炎症，如阴道炎、重度宫颈糜烂、盆腔炎等。③全身情况不良、不能胜任手术，如严重贫血、心力衰竭、高血压伴有自觉症状，以及妊娠剧吐、酸中毒尚未纠正。④手术当天2次体温37.5℃以上。

1. **手术操作**

（1）负吸术（图113）：负吸前必须经医生检查，手术必须在正规医院的门诊进行，负吸手术包括消毒、探针测量子宫腔、扩张子宫颈管和吸引操作等步骤。

（2）钳刮术（图114）：钳刮术必须住院进行。钳刮术在术前12～18小时要做好扩张宫颈的准备。扩张宫颈的常用方法是经宫颈放置消毒的导尿

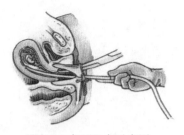

图113 负压吸宫示意图

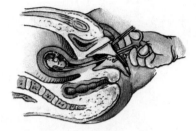

图114 钳刮术示意图

管或在子宫颈管内放置一次性宫颈扩张棒。

2. 早孕人流术后的注意事项

（1）术后在观察室休息1～2小时，注意阴道流血情况，如无异常可回家或回病房。

（2）2周内或阴道流血干净前不能洗盆浴，术后1个月内避免性生活。

（3）遵医嘱休息或服药。通常负吸术后休息2～3周，钳刮术后休息4周。

（4）术后1个月时应到医院随访1次，若有异常情况，如出血较多、发热、腹痛等，要随时就诊。

（5）落实避孕措施，在人流术同时放置宫内节育器者，应在下次月经干净3天后复查节育器的情况。

博文互动 三十五 原来的负压吸宫术是否会被淘汰

咨询者（女，21岁，高级护理班学员）： 现在既然有了小负吸人流术，可以更早终止妊娠，原来的负压吸宫术是否会被淘汰？

医师 也曾有人询问，现在药物抗早孕已成为临床常规，是否可以淘汰负压吸宫术。你的问题问得非常好。

药物抗早孕对多数妇女而言，因处理时间早，流产就像来一次经量较多的月经，不必经受进子宫腔手术操作的痛苦和心理上的恐惧与压抑；即使少数药物抗早孕发生不全流产或继续妊娠（约5%），需清宫或刮宫处理，也比直接手术容易得多，对生殖道的损伤也就较小。但药物抗早孕也有其不足之处：①妊娠49天以上不能门诊进行药物流产。②阴道流血时间较长或出血较多。③不是所有意外妊娠的妇女都适合药物流产。④不是所有意外妊娠的妇女都会在早早孕阶段发现自己已经怀孕，也不是所有意外妊娠的妇女都会在早早孕阶段作出终止妊娠的决定。⑤少数妇女可能药流无效，继续妊娠。

同样，与原有的负吸术相比，小负吸因孕期短，术时不需要扩张子宫颈，操作简便，妇女术中几乎不经受痛苦，有人形象地赞誉："出血10毫升，操作5分钟。"因损伤极小，术后也不需要特殊休息。但是，孕6周时，确诊妊娠的难度相对较大，对手术者的要求也较高，通常需经专门培训，并积累一定经验；由于孕卵小，子宫腔相对较大，容易发生漏吸，造成继续妊娠。另外，有时已确诊妊娠的妇女在决定是否继续妊娠时需要有一段时间的思考。

鉴于以上数方面的因素，作为经典的早孕人流术——负压吸宫术和钳刮术，是不可能被淘汰的。

博文互动 三十六 "人流反应"是怎么回事

咨询者（女，32岁，商场营业员）：我刚做了"人流"。手术时，我突然感到难受极了。医生给我吸了氧、吊了葡萄糖针。术后，医生说是"人流反应"，这是怎么回事？

医师 是的，你这种情况是对人流手术的反应，医学上叫"人工流产综合征"。在施行人工流产手术中，有时受术者突然出现面色苍白、大汗淋漓、头晕、胸闷等一系列症状，同时伴有心动过缓、心律不齐、血压下降等体征，严重者发生昏厥和抽搐。这是手术对子宫或子宫颈的局部刺激，引起神经反射，对心血管系统产生一系列影响和脑供血不足引起的。

通常手术暂停后，很快会恢复。必要时，可给予吸氧、输注葡萄糖液、肌内或静脉注射阿托品0.5～1.0毫克。人工流产综合征常与受术者情绪紧张、子宫强烈收缩有关，有时"人流"时负压过高也容易发生这样的情况。人工流产综合征的预防主要是解除受术者的思想顾虑，手术操作尽可能轻柔些，或者局部用些镇痛剂或麻醉剂。

博文互动 三十七 无痛人流就不需要休息吗

咨询者(女，37岁，国企医务室医师)：我单位一位女工程师，周末做了"人流"，周一就上工地。我劝她休息，她说做的是无痛人流。做无痛人流就不需要休息了吗？

医师 这是对无痛人流认识上的误区。所谓"无痛人流术"就是给人流受术者给予局部麻醉或全身麻醉，避免受术者在手术中遭受痛苦和发生"人流综合反应"。

北美无痛人流，常用子宫颈周围阻滞麻醉结合非肠道给予镇痛剂的局部麻醉，对特别敏感者则施行全身麻醉。近年，国内很多医院也在探索简便、有效、适合于中国妇女的人流麻醉方法，其中有采用靶浓度控制输注的静脉全身麻醉。因此，无痛人流术的损伤与非无痛人流术是一样的，术后需要按医嘱休息。

如果是妊娠6周以内的"小负吸人流"，出血不多，术后确因工作无法离开，可以不休息。不过，也还是要避免上工地那样强度较大的活动。

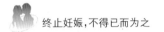

中孕引产:应该努力避免的手术

"中孕引产"的全称是"中期妊娠引产术",也就是指在妊娠13～27周内采用人工方法终止妊娠的措施。随着妊娠月份增加,胎盘和子宫之间附着较紧,胎儿和子宫也较大,终止妊娠的难度和危险性增加。因此,中孕引产必须住院进行;同时,中孕引产也应该努力加以避免。

凡妊娠14～27周,要求终止妊娠而无不宜引产的各种情况者,都可接受中孕引产术。不宜引产的情况主要有:①各种疾病的急性阶段和全身不良(如发热、心力衰竭、血液病等)。②肝、肾功能不良,不宜用利凡诺引产(但可用水囊引产)。③妊娠期反复阴道出血不宜用水囊引产(但可用利凡诺引产)。④有生殖器官炎症(应经治疗好转后,方可考虑引产)。⑤子宫有瘢痕,时间未超过1年。

中孕引产的措施可分两类:一类是器具引产,另一类是药物引产。器具引产现在主要用水囊。水囊引产原是产科引产的一种古老方法,20世纪60年代广泛应用于中期妊娠的引产。药物引产种类越来越多,除利凡诺外,还有催产素、前列腺素、结晶天花粉蛋白、芫花酯、甘遂以及高渗盐水、乙醇等。给药途径有子宫腔内(羊膜腔内和羊膜腔外)注射、静脉滴注、肌内注射、阴道内给药等。这里仅以水囊引产和利凡诺宫腔内注射为代表,作一简介。

1. 手术操作

(1)水囊引产:术前行必要的体格检查和化验,医院准备好水囊。术中,医生将水囊放置至子宫腔的子宫壁与胎膜之间,见图115(a)。水囊内注入适量液体,见图115(b);留置水囊,回病房卧床休息,待胎儿胎盘娩

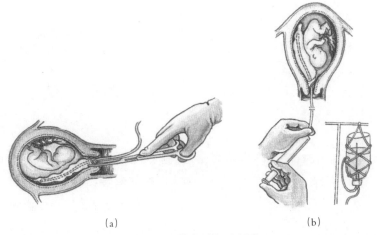

(a)   (b)

图 115 水囊引产示意图

出。水囊放置后如子宫收缩力弱，可
静脉滴注催产素。水囊引产的时间，
大多在72小时内。

（2）利凡诺宫腔内注射：术前行
必要的体格检查和化验。利凡诺引
产宫腔内注射又可分为两种方法：一
是经腹腔壁或经子宫颈穿刺进羊膜
腔，注入一定量利凡诺溶液；注射后
回病房休息，待胎儿胎盘娩出；二是
经宫颈将导尿管插入宫腔，注入适量

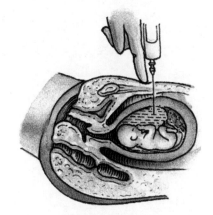

图 116 经腹羊膜腔内注药引产示意图

利凡诺溶液，使药物弥漫于羊膜囊与子宫壁之间；将导尿管扎紧并留置；注
射后回病房卧床休息，待胎儿胎盘排出。

利凡诺宫腔内注射流产时间，大多为24～48小时。

2. 中孕引产后的注意事项

中孕引产成功后，通常要留医院观察3天。医生会根据引产情况，给予
必要的治疗。无异常情况，3天后可出院。引产后至少休息1个月，1个月内
禁止房事，并要注意保持清洁。1个月后应到医院复查，并落实避孕措施。

避免首次生育前的"人流"，也要避免重复"人流"

在一次联谊会上，一些女研究生对"偷食禁果"和"人流"的看法，让人吃惊。她们认为，偷食禁果是人类的天性；最坏结果，大不了去做一次人流；人流么，只不过是一种小手术。可是，她们并不了解，人流手术虽小，毕竟是一种损伤性操作，术中、术后都可能会出现一些近期的和远期的并发症，还会有些全身的影响。这些并发症和全身影响在首次生育前的人流和重复多次人流中，更容易发生。

具体而言，早孕人流的术时和术后，以及中孕引产过程中和胎儿胎盘排出后，可能发生：①出血（出血大于200毫升）。②生殖道损伤，如子宫颈裂伤、子宫穿孔，严重的可能发生子宫破裂（中孕引产时）等。③人工流产综合征（早孕人流时）。④漏吸及空吸（早孕人流时）；⑤妊娠物残留；⑥感染；⑦羊水栓塞（少见）。

人流后的远期并发症，还真不少！

（1）可能增加患子宫内膜异位症的危险性：流产时子宫内膜的碎片可能从输卵管逆流进入腹腔，种植在腹腔中的某一地方。子宫腔外的子宫内膜也会随月经周期激素的变化而发生增厚、剥脱、出血、修复，因而会产生疼痛、粘连和包块形成，这在妇产科学上叫做"子宫内膜异位症"。

（2）可能造成子宫颈或子宫腔粘连：人流后由于子宫内膜创伤以及术后发炎，造成子宫颈粘连或子宫腔粘连。宫颈粘连使子宫颈口闭塞不通，表现为人流后到期月经不来，下腹坠胀、疼痛，必须用手术的方法把子宫颈扩张开，让积血流出来。宫腔粘连表现为月经量减少，甚至闭经，必须经过宫腔镜手术把粘连的地方分解开，再配合其他治疗才能慢慢得以恢复。

（3）可能会继发不孕、不育：流产后如果发生子宫和输卵管发炎粘连，即使在正确使用抗生素治疗后,仍可能留下慢性病变,影响输卵管的功能,不能正常运送卵子或受精卵,造成不孕。上面提及的子宫内膜异位症,造成组织粘连,同样会干扰输卵管正常蠕动,也是不孕症的原因。宫颈损伤或子宫内膜病变,则可能造成自然流产,甚至习惯性流产,不能正常生育。

(4)再生育时可能有出血及胎儿发育不良的危险:因为流产可能损伤子宫内膜,再次怀孕时由于子宫内膜发育不良,受精卵种植时可能穿透内膜,深入到肌层,形成植入胎盘;当胎儿娩出后,植入性胎盘往往不易娩出,会发生大出血;有些人因此需切除子宫才能保住生命。不仅如此,子宫内膜发育不良,受精卵种植时,不能在正常位置,而向下在接近子宫口的地方种植,是发生前置胎盘的原因之一。在怀孕的后期,就可以发生产前出血,危及母婴安全。另外,由于子宫内膜受损伤,影响胎盘发育,胎儿发育的环境不好,先天不足;出生时,体重较低,医学上称为"低体重儿",影响下一代健康。

从全身角度上讲,人流是在怀孕到某个阶段突然人为地给予了中断,使体内的激素水平出现一个突然的波动。机体需要对此作出反应,并尽可能适应这一变化和尽早恢复孕前的平衡与稳定。如果在首次生育前或反复发生这样突然的变化,可能造成机体内分泌功能紊乱,导致月经失调。此外,人流手术也可能产生心理阴影,导致性生活不快,影响生活质量。

衷心希望年轻一代的女性,认真对待性生活。如果不准备怀孕,就要认真避孕,远离人流,尤其要避免首次生育前的人流和重复人流。

生育方式的进展，美好前景的展望

　　避孕节育，是人类对自身生育现象有所认识后，采取的一些有利于生育调控的、干涉性的（或介入性的）措施。研究和深化人类的生育现象，有利于推动和发展新型的避孕节育措施。然而，人类创造自身的过程，似乎是一个永远也解不完的谜。《圣经》中，上帝在开天辟地的第6天，照自己的形象造人；中国古代神话中，盘古开天地后，是女娲用泥塑造了人类……美丽的神话，长久流传、脍炙人口，不能不说这些故事体现了人们对生育奥秘的探索和寄托着控制生育的无限希望。

　　日常生活中，有些恩爱夫妻希望自己有个孩子，却偏偏事与愿违。这些夫妇真希望能手捏泥塑般地造出自己的孩子。能否让这些令人惆怅的事情不再困扰我们？目前的科学水平，已为这种"手捏泥塑"创造了条件。

　　医学上，把不能如愿生育的夫妇统称为"不孕症"或"不育症"。从理论上讲，这些夫妇无非是受孕条件的欠缺或不够理想，似乎并不复杂。但是，在实际生活中，不孕夫妇的情况却非常复杂。有些不孕夫妇经适当治疗后，可以像正常的夫妇一样，在和谐的性生活中获得妊娠。但有些不孕夫妇，则要借用一些其他方法来获孕。这些方法，就是目前的"医学助孕"，即"人工授精"和"试管婴儿"。

人工授精：治疗不孕不育的特殊手段

　　1770年的某一天，在英国有一对年轻的不孕夫妇向当时著名的解剖学家和外科医生约翰·亨特求助。这对夫妇因丈夫患有尿道下裂，即阴茎上有一个异常的开口，不能有效射精而一直未孕。亨特建议他们用保温杯收集丈夫的精液，然后用注射器将精液注入妻子的阴道。这对夫妇在家中尝试了几次，妻子终于怀孕了，生下了自己的孩子。然而，亨特却为此忧心忡忡，因为他实际上是鼓励了手淫这种"非自然"的行为，这在当时是会受到责难的。这一秘密一直被保留到亨特死后，他的一位表兄弟在一篇匿名文章中顺便提及。

所谓"人工授精"，就是把男性的精液用人工的方法导入女性生殖道，就像一次性交后射出的精液进入女性生殖道一样。从1770年亨特首次用人工授精获得成功至今的200多年里，人工授精已发展成为临床治疗不孕不育的特殊手段之一。为了提高成功率，人工授精一般均在女方排卵前后的易受孕期进行。

人工授精主要用于由男性原因造成的不孕，如严重的尿道下裂、逆行射精、勃起障碍、无精症、少精症、弱精症、精液不液化症。有些女性方面造成的不孕也能采用人工授精，如阴道痉挛、子宫颈细小、宫颈黏液异常等。另外，有一些特殊情况，如免疫学原因的不孕，夫妇双方均是同一种常染色体隐性遗传病的杂合体，或男性患常染色体显性遗传病，也可用人工授精的方法获孕和避免不健康后代出生。

用于人工授精的精液来源有如下几种。

(1)原配丈夫的精液：这主要是丈夫精液中精子数量少，需多次收集精液，冷冻保藏，累积到相当数量后一次性注入妻子的生殖道。对于"逆行射精"的患者，用特殊的方法收集精液，给妻子作人工授精，也有生育可能。

(2)供者精液：这主要是丈夫患无精症或患有遗传病不宜直接生育，只能用志愿者提供的精液进行人工授精。

(3)混合精液：供者精液与原配丈夫精液混合在一起。这主要用于患少精症的丈夫。由于有原配丈夫精液，可以在夫妇的心理上有所安慰，但我国各大医院均不开展混合精液人工授精。

(4)精子悬液：将精子标本特殊处理，使之体积减少，活动精子数量增高，炎症细胞、抗精抗体等抑制生育力物质以及前列腺素含量下降，以适合特殊授精需要。

人工授精的方法主要有以下几种：阴道内受精：①将精液注入阴道深处，子宫颈开口处。②子宫颈内授精：用导管将精液注入子宫颈管内。③宫颈帽授精：将精液注入宫颈帽内，罩在子宫颈上，保留24小时。④子宫内授精：将经过处理的精子悬液(0.5毫升左右)直接导入子宫腔内。⑤其他：输卵管内人工授精、腹腔内人工授精和卵泡内人工授精等。

目前，世界上人工授精已相当普遍。据估计，美国每年有5 000～10 000名人工授精的婴儿诞生。例如，1980年，洛杉矶一位41岁未婚女心理学家用一诺贝尔奖金获得者供献的精液妊娠，产下一男婴，被称为"诺贝尔婴儿"。

欧美的人工授精已引发了一些社会问题，其中之一是用同一供精者的精液给多位女性授精。英国有"缺德医生、生子三千"的案例；美国也有类似案例：一医生用自己的精液给数百人授精，被判入狱200余年。

近20年来，国内这方面的例子也越来越多。不过，我国卫生部明确规定：医务人员不得向单身女性实施辅助生殖技术，包括利用精子库。

试管婴儿：现代科技在生育领域的体现

在亨特成功地进行人工授精的200年后，妇产科专家斯蒂普托和生理学家爱德华兹经过近10年的努力，于1978年7月25日在英国的一家小型医院里迎来了世界上第一例试管婴儿——露易丝·布朗。当时，舆论一片哗然，媒体惊呼：人们"扮演了上帝"，又一次"打开了潘多拉的盒子"，两位科学家因此被称为"疯子"。直到32年后，2010年10月4日，诺贝尔生理学、医学奖揭晓，"试管婴儿之父"—— 爱德华兹终于众望所归、获此殊荣，而斯蒂普托却已于1988年去世，来不及与爱德华兹共同享受科学界这一至高荣誉。

现代科技的产物

1978年7月25日，世界上第一个试管婴儿露易·布朗在英国诞生后，前苏联、瑞典、日本、美国、澳大利亚等国家相继开展了这项工作。1985年，我国台湾省成功地出生了第一个中国试管婴儿。1988年3月10日8时56分，我国大陆首例试管婴儿——一个体重3 900克、身长52厘米的健康女婴在北京医科大学第三医院诞生了。

据统计，至2010年，世界上已诞生了400多万个试管婴儿。露易·布朗及其众多"弟弟""妹妹"的诞生，引起人们的浓厚兴趣。很多人认为，"上帝造人""女娲造人"的传说在科学高度发达的今天就要实现了。可是，却很少有人了解试管婴儿，这项生育领域中的现代科学技术的诞生，充满着艰辛和困难。

目前所谓的试管婴儿并不像一般人想象的那样，整个妊娠过程全在试管或培养箱里进行，而只是把卵子和精子的结合并形成受精卵和发育成胚泡这一过程移到体外进行，然后再人工地把胚泡送回到母体的子宫腔里生长发育。因此，试管婴儿在医学上又称为"体外受精"和"胚胎移植"。

研究试管婴儿最初、最直接的目的就是要帮助一些因输卵管不通的不孕夫妇解决生育问题。由于输卵管不通的不孕夫妇，卵子与精子无法在体内相遇，以往的医学技术（如人工授精等）对此只能望洋兴叹。"体外受精"和"胚胎移植"的问世，恰好能帮助这些夫妇跨越这一以往无法逾越的障碍。

进行体外受精，先得收集成熟的卵子和合格的精子。通常，正常男性精子的采集也许不是什么大的问题，但如何采集卵子着实令人头痛。幸好，生殖内分泌及其诊疗技术的进展，为"试管婴儿"临床广泛应用奠定了基础。人们可以采用诱发排卵的技术，让需采卵的妇女在1个月经周期里有多个成熟卵泡发育，在B超监护下，行阴道后穹隆穿刺，一次取出多个卵子，对不成熟的卵子还能进行体外培养。受精成功后，再培养48～72小时，使受精卵在体外发育到4～8个细胞阶段，及时移植到内膜也"同步"发育到相应阶段的子宫中去。

冷冻技术的进展，使人们能将采集到的精子或精卵结合的胚胎冷冻保存，供需要时用。例如，妇女采集卵子的那个月，因内分泌改变会影响子宫内膜发育，不利于胚泡植入，人们可以待下个月、子宫内膜发育正常时再植入。即使植入失败，还有储存着的备用胚泡。

试管婴儿临床研究的不断深入，应用范围也随之扩大：因某些免疫因素所致的特发性不孕夫妇，通过精子洗涤、卵细胞体外培养等可去掉生殖细胞上面某些免疫物质而可望治愈。对需手术采精的男性，如属于临床上"无精症"患者，还可以行附睾穿刺，看是否有活的精子。如能获得几条活的精子，就可以设法采用被称为"第二代"试管婴儿技术的"单精子卵泡质内注射术"，让精、卵在体外受精。

试管婴儿的研究还能预防患某些先天性遗传病孩子的出生，促进优生工作开展。因为在胚泡植入前，人们可做一系列检查，一经发现胚泡有某些缺陷，即可停止植入，这就是医学上"胚胎移植前的遗传学诊断"，也被称之为"第三代试管婴儿"。

除解决生育问题外，试管婴儿的出现，减轻了许多育龄妇女对"绝育"手术的后顾之忧，使绝育的概念也相对化了，从而大大促进了计划生育工作的开展。

进一步发展的瓶颈

目前所谓的"试管婴儿"，尽管有了二、三代的先进技术，实际上"名"不副"实"，精卵在体外结合后，仍要送回母体的子宫里去生长、发育。有时，人们会困惑，科学家为什么不致力于产生更新一代的技术，把孕卵不断地从一个较小的玻璃器皿中，移向较大的器皿，最后发育成熟，真正替代母性的子宫呢？这实际上并不是什么新的问题。70多年前，赫胥黎就曾经向我们生动地描述过这样一个前景，很多科学家也曾为之作出不懈的努力，只是目前离成功的希望还比较遥远。那么，困难究竟在什么地方？有没有可能去突破？我们就得先看一看已经做过的实验。

20世纪80年代,在英国剑桥大学,有一位科学家试图在老鼠身上取得突破。因老鼠的孕期较短,仅21天。于是,他将着床后不久的老鼠胚胎采集出来,放在培养瓶中孵化。在受精后第8～12天,这些胚胎按正常速度生长、发育,长出了大脑,心脏在跳动,四肢也像胚芽一样突出来了,一切非常顺利,似乎只等到第21天时的"出生"了。然而,12天后,一切突然停止,胚胎一个个死亡,实在令人气馁。仔细分析原因后,科学家发现,老鼠胚胎在12天之前是通过一个特殊的膜(医学上称为"卵黄囊"),以弥漫的方式从培养液中获得氧及营养。胚胎继续生长时,这个囊已不能满足需要了,要有胎盘(或尿囊)取而代之。然而,在体外培养中,胎盘是无法自然形成的,必须也用"人造"的方法完成。如不能人工造出一个胎盘来,"人造子宫"的梦想仍然是个可望而不可及的"海市蜃楼"。如果说,在老鼠实验中,妊娠期不足1个月,胚胎重量不到1克,这样简单的人造子宫都遇到了一道似乎"不可逾越"的障碍,那么人类妊娠期长达9个月,胎盘重达500克,困难将会有多大呢? 再说,人的胎盘中折叠起来的膜,表面积达100平方米,可以使胎儿能迅速从母体吸收到充足的养分,并能及时地排出废物。试想一下,要多大的玻璃器皿才能发挥这100平方米膜的功能呢? 看来,人造子宫的实现尚需时日。

人造子宫的困惑并不能阻止科学家的探索和努力,因为人造子宫的实现将会产生巨大的社会效益。首先,人造子宫可以消除因生育发生的母体的死亡率。目前,世界上发达国家的孕产妇死亡率约为1:10 000,发展中国家是发达国家的10～20倍,即1:200至1:100。第二,人造子宫可以避免传统妊娠中病原体从母体传染给胎儿的危险,如艾滋病毒、梅毒螺旋体等可以通过胎盘感染胎儿。第三,可避免父母的无知或不小心而使胎儿受到不必要的损伤。第四,便于发现胎儿的异常,以便及时矫治或决定去留。第五,女性不必承受"十月怀胎"的辛劳,在生育上能与男性达到真正意义上的平等。

科学上的发展不会是齐头并进的,也不会是匀速的。现在,我们能够发现基因中的某一小点的变异,却仍然无法造出可以替代母体子宫的东西。科学的实践也告诉我们,有时我们以为很困难的事情却很容易突破,有时又恰恰相反。在体外受精之后,继续在体外培养胚胎到妊娠结束,是人类辅助生育技术面临的最大的挑战。

代理妊娠、单性繁殖等:一把把锋利的双刃剑

在结束本书前,我们还要介绍两组新名词:代理妊娠和胚胎赠送,单性繁殖和人工无性繁殖。

代理妊娠和胚胎赠送

所谓代理妊娠,可以俗称为"借腹怀胎"。有些妇女因子宫因素不能完成妊娠,如子宫功能不全、子宫切除术后、子宫内膜异位症、子宫颈功能不全等,但她们能生成和排出正常的卵子。医生可以把这些妇女的卵子取出来,与原配丈夫的精子或供者的精子在体外受精,然后移植到另一名健康的、子宫功能健全的妇女子宫腔中。胎儿在代理母亲子宫内发育、分娩。分娩后,孩子再回到供卵夫妇身边。如果妻子已不能生成卵子和排卵,则可用其丈夫的精子与代理者行人工授精,孩子出世后再归还给这对夫妇。

代理妊娠在世界上争论颇大,主要是伦理学、道德学方面的争论。我国和欧美许多国家都有明确规定,不允许开展这项工作。

不少不孕夫妇往往既缺乏卵子,又无精子,那么只能依靠别人提供的胚胎来解决生育,这就称为"胚胎赠送"。赠送胚胎的来源是试管婴儿中多余的胚胎。因为接受赠送的妇女,月经周期必须与胚胎胎龄同步,在冷冻胚胎程序成功前,这种"巧合"极其难得。建立冷冻胚胎库后,胚胎赠送就变得十分便利。有人认为,胚胎赠送是人道的,因为胚胎赠送能使丢弃的胚胎在接受者的子宫里发育成人。实际上,胚胎赠送也同样面临着法律和

伦理方面的问题。国外,胚胎赠送已经商业化。国内,1988年6月湖南医科大学也诞生了我国第一个胚胎赠送的试管婴儿。

单性繁殖和人工无性繁殖

一个新体从一个未受精的卵子发育、成长,称为单性繁殖。日常生活中往往可以看到,优秀人才的后代,不一定是优秀的,甚至会很不理想。例如,一对主任医师夫妇,3个孩子都是先天愚型;一个很有才华的电影导演,2个孩子都是傻子。这是因为人类的生育是有性繁殖。在精、卵结合时,遗传物质(染色体和基因)发生分离与重组,以致子代的遗传物质与亲代有不同程度的差异所致。

为了使一个有特殊才能的人,能像照片、文献一样进行复制,增加人群中优良遗传素质和更多的优秀人才,科学家已经提出通过单性繁殖来产生有母无父,或者有父无母的单性人——单性繁殖的子代。

目前认为,单性繁殖主要有两条途径:一是把体细胞的核(染色体是二倍体)移植到去核的卵细胞中(卵细胞核的染色体是单倍体);二是对体细胞进行特殊处理,使之具有与受精卵细胞一样的全能性。1997年2月27日,英国《自然》杂志公布,爱丁堡一研究所已于1996年7月成功地单性繁殖了一只名叫"多利"的雌性小绵羊。

如果把体细胞核内遗传物质移植到卵细胞的空壳核中还能称得上"性",那么"无性人工繁殖"连这一点点"性"也没有了。用化学或物理刺激,从单个细胞中通过有丝分裂,并从一共同的细胞或细胞团得到几个或一群基因型完全相同的生物,称之为"无性繁殖"。1997年3月2日,《华盛顿邮报》报道,美国俄勒冈州灵长类研究中心于1996年8月降生了两只"克隆"猴。所谓"克隆",是指由同一细胞祖先繁殖而形成的纯细胞系。俄勒冈的这两只"克隆"猴是科学家从猴受精卵分裂三次后形成8分体时克隆出来的。

无性繁殖系繁殖的可能性激起了人类关于未来的幻想。能否让某人有一个或数个无性繁殖系的双生同胞,而把遗传物质传下去,达到理想上的"永生"呢? 能否产生出许许多多的双生,乃至每个人都是一模一样的社会或国家呢? 这在历来都是多样化的世界上又会招致什么样的后果呢……

数不尽的各种问题,会像我们无法回避的一把把锋利的双刃剑,接踵而来!